U0283000

国家出版基金项目
NATIONAL PUBLICATION FOUNDATION

"十三五"国家重点出版物出版规划项目

光电子科学与技术前沿丛书

功能有机共轭分子体系的
生物应用基础

王 树 刘礼兵 吕凤婷／著

科学出版社
北京

内 容 简 介

功能有机共轭分子体系的生物应用研究涉及多学科高度交叉，为生物学和医学的研究提供了全新的思路。本书涵盖了功能有机共轭分子体系的生物应用机制、有机共轭分子体系的化学修饰与功能化方法，以及在生物传感、成像、疾病治疗方面的应用，比较完整地反映了当今功能有机共轭分子体系的发展及生物应用现状。

本书结构合理、内容丰富、叙述严谨，对于相关领域教学、科研及医学工作者具有重要的参考价值。

图书在版编目（CIP）数据

功能有机共轭分子体系的生物应用基础/王树，刘礼兵，吕凤婷著. —北京：科学出版社，2020.11

（光电子科学与技术前沿丛书）

"十三五"国家重点出版物出版规划项目　国家出版基金项目

ISBN 978-7-03-057448-0

Ⅰ．功⋯　Ⅱ．①王⋯　②刘⋯　③吕⋯　Ⅲ.有机材料−生物材料
Ⅳ. R318.08

中国版本图书馆 CIP 数据核字（2020）第 188987 号

责任编辑：张淑晓　侯亚薇/责任校对：杜子昂
责任印制：肖　兴/封面设计：黄华斌

科学出版社 出版
北京东黄城根北街 16 号
邮政编码：100717
http://www.sciencep.com
河北鹏润印刷有限公司 印刷
科学出版社发行　各地新华书店经销
＊

2020 年 11 月第 一 版　开本：720×1000　1/16
2020 年 11 月第一次印刷　印张：12 1/4
字数：245 000

定价：128.00 元

（如有印装质量问题，我社负责调换）

丛书序

　　光电子科学与技术涉及化学、物理、材料科学、信息科学、生命科学和工程技术等多学科的交叉与融合，涉及半导体材料在光电子领域的应用，是能源、通信、健康、环境等领域现代技术的基础。光电子科学与技术对传统产业的技术改造、新兴产业的发展、产业结构的调整优化，以及对我国加快创新型国家建设和建成科技强国将起到巨大的促进作用。

　　中国经过几十年的发展，光电子科学与技术水平有了很大程度的提高，半导体光电子材料、光电子器件和各种相关应用已发展到一定高度，逐步在若干方面赶上了世界水平，并在一些领域实现了超越。系统而全面地整理光电子科学与技术各前沿方向的科学理论、最新研究进展、存在问题和前景，将为科研人员以及刚进入该领域的学生提供多学科、实用、前沿、系统化的知识，将启迪青年学者与学子的思维，推动和引领这一科学技术领域的发展。为此，我们适时成立了"光电子科学与技术前沿丛书"专家委员会，在丛书专家委员会和科学出版社的组织下，邀请国内光电子科学与技术领域杰出的科学家，将各自相关领域的基础理论和最新科研成果进行总结梳理并出版。

　　"光电子科学与技术前沿丛书"以高质量、科学性、系统性、前瞻性和实用性为目标，内容既包括光电转换导论、有机自旋光电子学、有机光电材料理论等基础科学理论，也涵盖了太阳电池材料、有机光电材料、硅基光电材料、微纳光子材料、非线性光学材料和导电聚合物等先进的光电功能材料，以及有机/聚合物光电子器件和集成光电子器件等光电子器件，还包括光电子激光技术、飞秒光谱技术、太赫兹技术、半导体激光技术、印刷显示技术和荧光传感技术等先进的光电子技术及其应用，将涵盖光电子科学与技术的重要领域。希望业内同行和读者不吝赐教，帮助我们共同打造这套丛书。

在丛书编委会和科学出版社的共同努力下，"光电子科学与技术前沿丛书"获得 2018 年度国家出版基金支持，并入选了"十三五"国家重点出版物出版规划项目。

我们期待能为广大读者提供一套高质量、高水平的光电子科学与技术前沿著作，希望丛书的出版为助力光电子科学与技术研究的深入，促进学科理论体系的建设，激发创新思想，推动我国光电子科学与技术产业的发展，做出一定的贡献。

最后，感谢为丛书付出辛勤劳动的各位作者和出版社的同仁们！

"光电子科学与技术前沿丛书"编委会

2018 年 8 月

前　言

　　2000 年诺贝尔化学奖授予美国科学家艾伦·黑格、艾伦·马克迪尔米德和日本科学家白川英树，以表彰他们在共轭聚合物导电性质上的新发现及在导电高分子领域做出的长期且突出的贡献。作为一类重要的有机共轭分子体系，共轭聚合物已经在诸多方面，如发光二极管、平面显示器、太阳能电池等，获得广泛应用并成为高新技术领域的研究热点。与此同时，有机共轭分子体系与生命科学交叉研究也备受关注，有机共轭分子体系在传感、成像以及疾病治疗方面展示出良好的发展势头和巨大的应用潜力，并为生物学和医学研究提供了全新的思路。

　　本书是一部详细介绍功能有机共轭分子体系及其生物应用的学术专著。全书共分 8 章，第 1 章概述功能有机共轭分子及其生物应用的物理化学机制。第 2 章详细介绍满足不同生物应用需求的功能有机共轭分子的设计、合成与组装方法。第 3～5 章探讨功能有机共轭分子体系的生物传感机理，并按照检测对象的不同分别对 DNA 检测与蛋白质检测做了详细介绍。第 6 章主要介绍功能有机共轭分子体系在细胞以及动物水平的成像应用。第 7 章重点关注功能有机共轭分子体系在疾病治疗领域的应用。第 8 章主要介绍功能有机共轭分子体系对未归属 DNA 与蛋白质类物质的检测及其在生物光电器件（包括光合作用、光催化和生物能源）领域新的生物应用。功能有机共轭分子体系生物应用相关的基础研究已经取得长足进展，但其临床应用还很有限，撰写本书的初衷是期望能促进交叉领域合作研究，将这些基础研究成果转化为临床应用的产品，提高生活质量最终造福人类。

感谢从事功能有机共轭分子体系生物应用各领域的各国科研工作者，正是所有人的共同努力才使得这一领域蓬勃发展并取得令人瞩目的成果。本书得以付梓应该感谢各位参与者的努力，在此特别感谢参与本书各章编写工作的研究生们。

本书撰稿过程中，力求准确，但由于内容新、涉及面广，书中难免有论述不完善或不妥当之处，恳请同行专家和读者批评指正。

王 树

2020 年 3 月于北京

目 录

第 *1* 章

绪　　论

1.1　功能有机共轭分子体系

有机共轭分子是由许多发光单元通过共轭而组成的一类具有特殊光电性能的高分子。从高分子的骨架结构来看，较常用的几种应用于生物体系的水溶性共轭聚合物(water-soluble conjugated ploymer，WSCP)有聚乙炔(PA)、聚对苯撑(PP)、聚对苯撑乙烯(PPV)、聚对苯撑乙炔(PPE)、聚噻吩(PT)、聚吡咯(PPy)、聚芴(PF)和聚芴苯(PFP)等。其结构主要是交替的单键和双键/三键的主链，图1-1给出了常见的几种有机共轭分子的骨架结构。

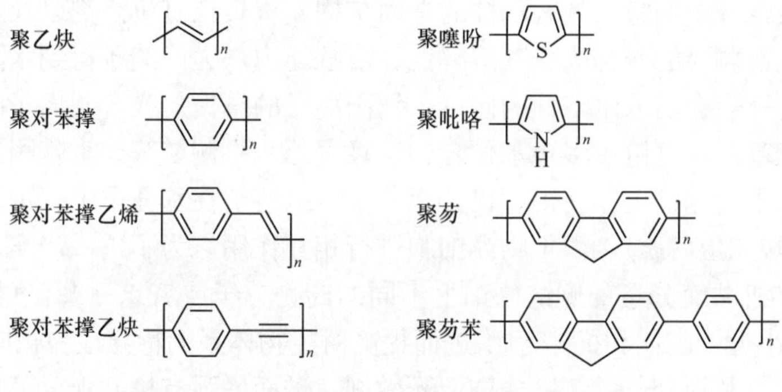

图 1-1　常见的几种有机共轭分子的骨架结构

有机共轭分子的骨架，决定了有机共轭分子的吸收光谱和荧光发射光谱以及荧光量子效率(quantum efficiency，QE)等。为了丰富有机共轭分子的类型，同时进一步调节其能带结构，在传统共轭聚合物的基础上改变主骨架结构成为研究者们采用的策略[1-6]。通常情况下，短波长发射的共轭聚合物(conjugated polymer，CP)相比于长波长发射的共轭聚合物具有更高的荧光量子效率。然而，红光和近红外荧光的组织渗透能力更强、生物损伤能力较弱并且受生物自发荧光的影响更小，因此最近几年来，研究者们致力于开发具有高荧光量子效率的近红外荧光发射的共轭聚合物。从聚合物的骨架结构来看，主要的近红外荧光共轭聚合物的设计方法为在聚合物骨架中引入窄带系的能量受体。Wang 课题组在聚芴骨架中引入了噻吩并[3,4-b]吡嗪合成了聚芴衍生物，化学结构如图 1-2(a)*所示，使得聚合物的最大荧光发射峰红移到了 670 nm，且发射光谱延伸至近红外区域[7]。Liu 课题组[8]在聚芴的骨架结构中引入了两个窄带系单体——2,1,3-苯并噁二唑和 4,7-二噻吩-2,1,3-苯并噻二唑，并在侧链引入较长的聚乙二醇[poly(ethylene glycol)，PEG]链增强水溶性[图 1-2(b)]。通过分子内或者分子间的给体(蓝色部分)到受体(红色部分)的能量转移，该聚合物的最大发射波长在 685 nm，且光谱延伸到 900 nm，荧光量子效率为 25%。

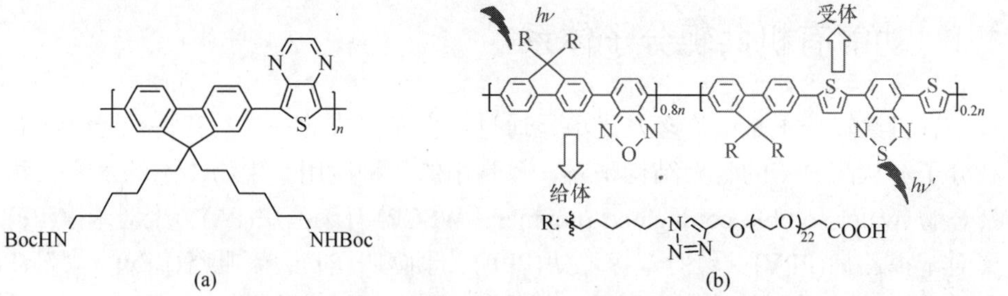

图 1-2　具有近红外荧光发射的聚芴衍生物化学结构式

有机共轭分子的骨架具有刚性的平面结构，很难在有机溶剂以及水中溶解，通常可以通过侧链的修饰改变其溶解性和溶解能力。为了制备得到水溶性的有机共轭分子，一般会引入水溶性的侧链，把阳离子的季铵盐或者阴离子的羧基、磺酸基、磷酸基、冠醚链、多羟基化合物、寡聚乙二醇侧链等亲水基团共价连接到有机共轭分子的侧链上，使得有机共轭分子可以溶解在水介质中，进而与生物大分子(如核酸和蛋白质)、微生物或细胞进行相互作用。为了进一步实现功能化，也可以在有机共轭分子的侧链修饰上不同的药物分子或者识别基团(如磷脂、寡糖、寡肽、小分子配体和抗体等)，进而提高对生物体系的特异性和靶向性。此外，还可以在有机共轭分子的侧链修饰上光敏剂，进而增强有机共轭分子在光照条件下敏化氧气产生活性氧物种(ROS)的能力。

相较于在有机共轭分子的侧链修饰上复杂的水溶性侧链等，使用共包裹的方式制备有机共轭聚合物纳米粒子(conjugated polymer nanoparticle，CPN)的方法更加简单易行。CPN 同时具备共轭聚合物和纳米粒子(nanoparticle，NP)的性质，这些性质包括好的光稳定性、高亮度、低毒性、好的生物相容性、光敏化产生活性

---

* 扫封底二维码，可见本图彩图。全书图。

氧的能力、小粒子尺寸效应以及简易的表面修饰等。图 1-3 列出了常见的制备 CPN 的方法——自组装法、微乳法和再沉淀法/纳米沉淀法及几种包裹基质的结构式[9-11]。微乳法和再沉淀法的出现，使得疏水的、不带任何修饰基团的聚合物得以应用在生物医药领域。

方法	共轭聚合物性质	有机溶剂混溶性	表面活性剂	包裹基质	粒径/nm
自组装法 (self-assembly)	两亲性	与水混溶	无	无	50~800
微乳法 (mini-emulsion)	非极性 疏水	不与水混溶	有	PLGA-PEG/ DSPE-PEG/ PS-g-PEG/ PSMA	30~500
再沉淀法/纳米沉淀法 (re-precipitation/ nano-precipitation)	非极性 疏水	与水混溶	无		5~150

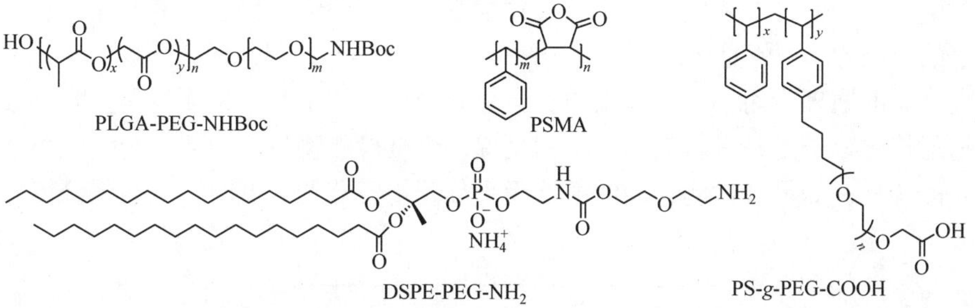

PLGA-PEG-NHBoc

PSMA

DSPE-PEG-NH$_2$

PS-g-PEG-COOH

图 1-3　三种 CPN 制备方法比较

1.2　生物应用基础

共轭聚合物作为一种新型的荧光高分子，具有独特的光物理和光化学性质。这类聚合物光吸收能力强，从而具有较大的摩尔消光系数和高的荧光量子效率；易于通过调节骨架的共轭结构和侧链改变共轭聚合物的吸收与发射光谱；共轭聚合物特别是水溶性共轭聚合物侧链的电荷可以使共轭聚合物很容易和靶向分子通过静电作用结合；与小分子和荧光蛋白相比，共轭聚合物可以进行更有效的分子内和分子间能量转移，且具有良好的光稳定性；与量子点相比，共轭聚合物毒性更低，生物相容性更好。因此，共轭聚合物是一类理想的生物医药用材料。

共轭聚合物的性质由共轭的主链和侧链共同决定。下面对共轭聚合物的一些生物应用基础做以简要介绍。

1.2.1　共轭聚合物用于化学和生物传感

医疗诊断和生物医药的发展依赖于高灵敏度和高选择性的化学及生物传感技

术。目前研究者追求的传感技术要求方便、快捷以及信号的可视化。共轭聚合物作为光学传感器已经引起全世界的广泛兴趣。

1. 共轭聚合物分子线效应[12-15]

共轭聚合物的荧光猝灭原理：共轭聚合物受光照射后，电子受到激发，从最高占据轨道(highest occupied molecular orbital，HOMO)跃迁到最低未占轨道(lowest unoccupied molecular orbital，LUMO)，当电子被激发到π*轨道后，即处于离域状态，激发电子经过长程的π共轭体系自由迁移至猝灭剂的空轨道(猝灭剂拥有能级较低的吸电子基团)，导致共轭聚合物的荧光猝灭。

分子线效应：共轭聚合物体系中，骨架上碳原子交叠的 p 轨道形成一个"能带"，受光激发后产生的激发态电子可以在"能带"上自由迁移，当被检测物与共轭聚合物任意单元发生相互作用时，所产生的影响会沿着整条共轭体系传递，整个共轭聚合物的骨架和电子性质都会发生改变，进而影响聚合物的荧光和整个大分子的生色团，这就是所谓的"分子线效应"(图 1-4)，即共轭聚合物的荧光信号放大性质的原理。而小分子体系中，当小分子传感体系与被检测物作用时，被检测物与传感分子是一一对应的，也就是说一个被检测物只会引起一个荧光小分子荧光的变化，如果被检测物的浓度低于小分子传感器的浓度时，只有部分传感分子会有响应。

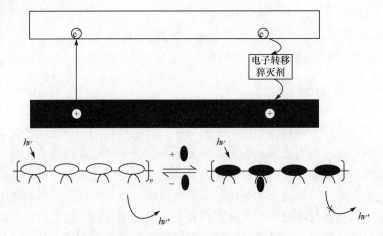

图 1-4　共轭聚合物的"分子线效应"示意图

2. 共轭聚合物的分子聚集体和超猝灭效应[16]

在溶液中由于聚合物之间的π-π堆积作用、氢键作用，特别是带电荷的聚合物的静电作用和疏水相互作用等，都会导致聚合物分子聚集。如图 1-5(a)所示，在无序的分子聚集体中，链与链之间互相交错、扭曲，这样的链间作用会增加聚合物内的内部转换、系间窜越等非辐射耗能途径，因而体系的荧光效率会降低，这就是聚合物荧光的自猝灭效应。在有序的分子聚集体中，链与链之间的排列有序而且距离很近[图 1-5(b)]，激发态电子不仅能在分子链上传递，还能在链与链之间跳跃，使得荧光信号的放大功能进一步加强(也可以简单地理解为分子链效应放大到分子聚集体)，这也是很多实验测得的荧光信号放大功能远远超出分子链效应产生的放大幅度的原因，即所谓共轭聚合物的超猝灭效应。

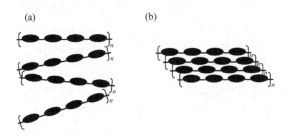

图 1-5 共轭聚合物的无序(a)和有序(b)分子聚集体示意图

3. 共轭聚合物荧光共振能量转移机理[17]

荧光共振能量转移(fluorescence resonance energy transfer，FRET)过程也称 Förster 能量转移过程。如图 1-6 所示，与上述由于发生了给体与受体之间的电子转移而导致荧光猝灭或恢复的原理不同，在荧光共振能量转移过程中，共轭聚合物在和受体分子作用后，激发态的能量通过给体与受体分子之间的长程偶极-偶极相互作用，能量从给体转移至受体分子，导致给体荧光强度降低，受体荧光强度增强。给体和受体之间发生荧光共振能量转移过程必须同时满足三个条件：①给体的发射光谱与受体的吸收光谱之间必须有一定程度的重叠；②给体与受体之间的距离必须在一定的范围内；③给体与受体之间偶极矢量的相对方向必须一致。

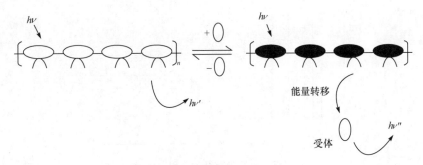

图 1-6 Förster 能量转移示意图

共轭聚合物用于化学和生物传感的典型的检测体系包括荧光猝灭体系、荧光增强体系、聚合物自聚集以及构象改变和电子转移导致的荧光发光颜色改变及荧光共振能量转移体系。目前共轭聚合物的这些性质已被广泛应用于化学和生物传感中，相关进展请参阅已发表的综述[18-27]。

1.2.2 荧光性质和分子成像

具有分子成像能力的荧光材料不仅可以促进生物学和病理学的发展，而且对临床诊断和治疗具有重要的现实意义[28-30]。因此在过去的几十年里，人们对探索新型荧光材料的设计合成充满了兴趣。可以用于生物成像的荧光材料需要有高的荧光量子效率，生物相容性和水分散性能好[31]。目前应用广泛的荧光材料主要包括有机小分子染料、荧光蛋白和量子点[32]。小分子染料和荧光蛋白往往光稳定性不好，此外，小分子有机染料还有一定的细胞毒性[33]。量子点虽然荧光量子效率高，但是量子点本身具有细胞毒性，如有害金属的泄漏以及活性氧的产生，限制了其进一步的应用[34,35]。这些挑战为设计合成新的优异的荧光材料提出了进一步的要求。

共轭聚合物作为分子成像的探针遵循与一般荧光小分子发射荧光相同的原理。如图 1-7 所示，处于基态的荧光分子受到一定波长的光照射，从基态 S_0 跃迁到第一激发态 S_1，或者第二激发态 S_2、第 n 激发态 S_n；S_2 和 S_n 可以通过内转换回到 S_1，S_1 回到 S_0，在这个过程内荧光分子发出荧光。

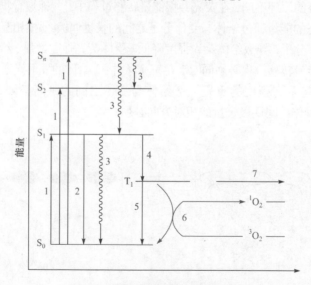

图 1-7　典型光敏剂的 Jablonski 图

1. 吸收；2. 荧光；3. 内转换；4. 系间窜越；5. 磷光；6. 单线态氧产生（Ⅱ型光化学）；
7. 质子或电子转移（Ⅰ型光化学）

共轭聚合物本身的电子离域特性和聚合物骨架包含众多光捕获单元，使共轭聚合物具有很强的光吸收能力，进而具有很大的摩尔消光系数和高的荧光量子效率[36,37]；共轭聚合物可以很容易通过调节骨架的共轭结构和侧链改变聚合物的吸收和发射光谱[38]；共轭聚合物尤其是水溶性共轭聚合物侧链的电荷可以使共轭聚合物很容易通过静电作用和靶向分子结合[39,40]；与小分子和荧光蛋白相比较，共轭聚合物可以进行更有效的分子内和分子间能量转移，光稳定性更好[36,37]；与量子点相比较，共轭聚合物毒性更低，生物相容性更好。此外，非水溶性共轭聚合物可以通过微乳液或者再沉淀等方法制备共轭聚合物纳米粒子[41-43]；水溶性共轭聚合物也可以通过结构修饰、自聚集产生共轭聚合物纳米结构[44-46]，如嫁接型共轭聚合物、多枝型共轭聚合物等。这些共轭聚合物纳米粒子具有高的亮度、大的摩尔消光系数、双光子性能、良好的光稳定性、低的细胞毒性、可调节的光谱特性以及多功能表面修饰[41-46]，由于这些结构带来的功能优势，共轭聚合物成为一类理想的生物成像材料。

1.2.3 单线态氧的产生和疾病治疗

共轭聚合物一方面具有荧光性质，可以作为分子成像的探针，另一方面，可以在光照下产生活性氧，用作光敏剂。共轭聚合物在光照条件下可以产生单线态氧，它的原理符合光敏剂的 Jablonski 图。如图 1-7 所示，处于基态的荧光分子受到一定波长光照射，从基态 S_0 跃迁到第一激发态 S_1 后，没有跃迁回到基态 S_0，而是通过系间窜越到达三线态 T_1。之后分子从 T_1 经过两条路线弛豫：回到基态 S_0 发射磷光的辐射过程，或与其他三线态分子发生自旋交换的非辐射过程。这种自旋交换的非辐射过程存在两种光化学：一种是 T_1 和底物三线态氧作用通过氢质子或者电子转移的方式产生超氧自由基，超氧自由基继续和其他底物如水等作用通过不同的级联反应产生羟基自由基、过氧化氢等各种不同的活性氧物种，这称为 I 型光化学；另一种是 T_1 把能量转给三线态氧产生活泼的单线态氧，单线态氧非常活泼，可以和不同底物发生反应，这称为 II 型光化学[47-49]。

如图 1-8 所示，共轭聚合物产生单线态氧有两种模式，一方面，共轭聚合物可以直接充当光敏剂，在光照条件下直接产生单线态氧(即直接敏化)；另一方面，和小分子光敏剂不同的是，共轭聚合物可以充当能量转移体系的给体，在光照条件下将能量转移到小分子光敏剂受体，小分子光敏剂敏化周围的氧气分子产生单线态氧(即间接敏化)，由于聚合物固有的光捕获能力，产生活性氧的量比直接激发聚合物本身和小分子光敏剂要多。

光敏剂被广泛用于细菌和癌细胞的光动力杀伤，在杀伤过程中单线态氧往往是主要毒剂。近年来，随着细菌和细胞耐药性的日益提高，人们对开发能有效杀菌、杀细胞的新型材料以代替传统的抗生素产生了浓厚的兴趣。光敏剂根据用途不同，相应的治疗方法的命名也不同，如可用于细菌等微生物杀伤的光动力抗菌

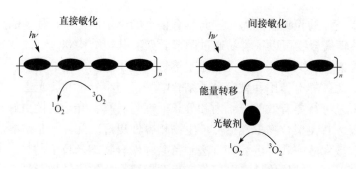

图 1-8　共轭聚合物用作光敏剂的两种模式

化学疗法(photodynamic antimicrobial chemotherapy, PACT)以及用于癌症治疗的光动力疗法(photodynamic therapy, PDT)。由于共轭聚合物具有敏化产生单线态氧的能力，目前已被用于 PACT 和 PDT 的研究中。此外，水溶性共轭聚合物侧链的电荷可以使共轭聚合物很容易和蛋白质、基因等生物大分子通过静电作用结合，产生的活性氧导致蛋白质和 DNA 损伤进而丧失相应的功能。

1.2.4　多功能药物载体和疾病治疗

提高药物的治疗指数[通常将半数致死量(50% lethal dose，LD50)和半数有效量(50% effective dose，ED50)的比值称为治疗指数，用以表示药物的安全性]是目前药物治疗领域，如癌症、炎症和传染性疾病等的重要创新动力[50-56]。在过去的几十年里，人们对合成聚合物作为非病毒的载药系统进行了深入的研究。聚合物载药系统由于其生物相容性、非免疫性、生物可降解以及可控制的药物释放，可以大幅度提高药物的治疗指数[50-56]。例如，聚合物载药系统可以增加亲脂性药物的水溶性并通过高渗透性和滞留效应(enhanced permeability and retention effect，EPR 效应)提高药物对肿瘤的被动靶向而减少对正常组织的副作用[50-54,56]；聚合物-蛋白共价复合物可以增强天然蛋白的稳定性，降低免疫原性，改善药代动力学性质[53,54,56]；一些阳离子聚合物可以与 siRNA 复合，促进细胞吸收和靶向的基因沉默[52-56]。

如前所述，共轭聚合物侧链的电荷可以使聚合物更易溶于水，同时也赋予了聚合物和靶向分子(如带有电荷的小分子药物、蛋白质、基因等)通过静电相互作用的能力。除了这种非共价相互作用，靶向分子也可以通过共价连接的方式连在聚合物侧链上。对于非水溶性共轭聚合物来说，可以通过形成纳米粒子负载药物。共轭聚合物载药系统除了传统的药物负载以外，还具有分子成像能力。因此共轭聚合物载药系统可以用于药物的运载和实时监测，这对于疾病的诊断和改善药物疗效具有重要作用。同时共轭聚合物作为载药系统也避免了药物分子荧光标记的烦琐，提供了一种新型的载药体系。

典型的共轭聚合物载药体系如图 1-9 所示。以共轭聚合物的主链做骨架，一些侧链负载药物，一些侧链带有水溶性基团，还有一些侧链连接靶向基团。共轭聚合物可以通过带正电荷的侧链和细胞表面相互作用内吞进入细胞，也可以通过受体介导的内吞进入细胞，从而起到分子成像和药物运输的作用。

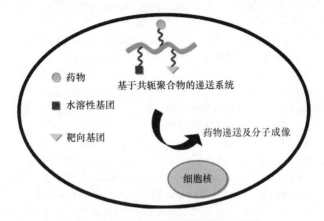

图 1-9　共轭聚合物的载药模式示意图

参 考 文 献

[1] Liu B, Bazan G C. J Am Chem Soc, 2004, 126: 1942-1943.

[2] An L L, Tang Y L, Feng F D, et al. J Mater Chem, 2007, 17: 4147-4152.

[3] Pu K Y, Li K, Liu B. Chem Mater, 2010, 22: 6736-6741.

[4] Li K, Zhan R Y, Feng S S, et al. Anal Chem, 2011, 83: 2125-2132.

[5] Satrijo A, Swager T M. J Am Chem Soc, 2007, 129: 16020-16028.

[6] Fang Z, Pu K Y, Liu B. Macromolecules, 2008, 41: 8380-8387.

[7] Feng L H, Liu L B, Lv F T, et al. Adv Mater, 2014, 26: 3926-3930.

[8] Liu J, Geng J L, Liu B. Chem Commun, 2013, 49: 1491-1493.

[9] Feng L H, Zhu C L, Yuan H X, et al. Chem Soc Rev, 2013, 42: 6620-6633.

[10] Wu C F, Chiu D T. Angew Chem Int Ed, 2013, 52: 3086-3109.

[11] Geng J L, Li K, Pu K Y, et al. Small, 2012, 8: 2421-2429.

[12] Thomas S W, Joly G D, Swager T M. Chem Rev, 2007, 107: 1339-1386.

[13] Haupt K, Mosbach K. Chem Rev, 2000, 100: 2495-2504.

[14] Zhou Q, Swager T M. J Am Chem Soc, 1995, 117: 7017-7018.

[15] Zhou Q, Swager T M. J Am Chem Soc, 1995, 117: 12593-12602.

[16] Tan C, Atas E, Müller J G, et al. J Am Chem Soc, 2004, 126: 13685-13694.

[17] Liu B, Bazan G C. J Am Chem Soc, 2006, 128: 1188-1196.

[18] Ho H A, Najari A, Leclerc M. Acc Chem Res, 2008, 41: 168-178.

[19] McQuade D T, Pullen A E, Swager T M. Chem Rev, 2000, 100: 2537-2574.

[20] Lee K, Povlich L K, Kim J. Analyst, 2010, 135: 2179-2189.

[21] Feng X L, Liu L B, Wang S, et al. Chem Soc Rev, 2010, 39: 2411-2419.

[22] Duan X R, Liu L B, Feng F T, et al. Acc Chem Res, 2009, 43: 260-270.

[23] Bunz U H F, Rotello V M. Angew Chem Int Ed, 2010, 49: 3268-3279.

[24] Feng F D, Liu L B, Yang Q, et al. Macromol Rapid Commun, 2010, 31: 1405-1421.

[25] Ahn D J, Kim J M. Acc Chem Res, 2008, 41: 805-816.

[26] Fan L J, Zhang Y, Murphy C B, et al. Coord Chem Rev, 2009, 253: 410-422.

[27] Kim H N, Guo Z, Zhu W, et al. Chem Soc Rev, 2011, 40: 79-93.

[28] Weissleder R. Science, 2006, 312: 1168-1171.

[29] Jaiswal J K, Mattoussi H, Mauro J M, et al. Nat Biotech, 2003, 21: 47-51.

[30] Jaiswal J K, Simon S M. Nat Chem Biol, 2007, 3: 92-98.

[31] Lichtman J W, Conchello J A. Nat Methods, 2005, 2: 910-919.

[32] Michalet X, Pinaud F F, Bentolila L A, et al. Science, 2005, 307: 538-544.

[33] Medintz I L, Uyeda H T, Goldman E R, et al. Nat Mater, 2005, 4: 435-446.

[34] Resch-Genger U, Grabolle M, Cavaliere J S, et al. Nat Methods, 2008, 5: 763-775.

[35] Ryman-Rasmussen J P, Riviere J E, Monteiro-Riviere N A. Nano Lett, 2007, 7: 1344-1348.

[36] McQuade D T, Pullen A E, Swager T M. Chem Rev, 2000, 100: 2537-2574.

[37] Pu K Y, Liu B. Biosens Bioelectron, 2009, 24: 1067-1073.

[38] Lee K, Povlich L K, Kim J. Analyst, 2010, 135: 2179-2189.

[39] Herland A, Inganäs O. Macromol Rapid Commun, 2007, 28: 1703-1713.

[40] Li K, Liu B. Polym Chem, 2010, 1: 252-259.

[41] Pecher J, Mecking S. Chem Rev, 2010, 110: 6260-6279.

[42] Kaeser A, Schenning A P H J. Adv Mater, 2010, 22: 2985-2997.

[43] Tuncel D, Demir H V. Nanoscale, 2010, 2: 484-494.

[44] Zeng F, Zimmerman S C. Chem Rev, 1997, 97: 1681-1712.

[45] Sudimack J, Lee R J. Adv Drug Delivery Rev, 2000, 41: 147-162.

[46] Pu K Y, Li K, Liu B. Adv Funct Mater, 2010, 20: 2770-2777.

[47] Ochsner M. J Photochem Photobiol B, 1997, 39: 1-18.

[48] Oleinick N L, Morris R L, Belichenko I. Photochem Photobiol Sci, 2002, 1: 1-21.

[49] Dougherty T J, Gomer C J, Henderson B W, et al. J Natl Cancer Inst, 1998, 90: 889-905.

[50] Canal F, Sanchis J, Vicent M J. Curr Opin Biotechnol, 2011, 22: 894-900.

[51] Duncan R. Curr Opin Biotechnol, 2011, 22: 492-501.

[52] Duncan R. Nat Rev Cancer, 2006, 6: 688-701.

[53] Pack D W, Hoffman A S, Pun S, et al. Nat Rev Drug Discovery, 2005, 4: 581-593.

[54] Haag R, Kratz F. Angew Chem Int Ed, 2006, 45: 1198-1215.

[55] Liu Z, Zhang Z, Zhou C, et al. Prog Polym Sci, 2010, 35: 1144-1162.

[56] Magnusson J P, Saeed A O, Fernández-Trillo F, et al. Polym Chem, 2011, 2: 48-59.

第 2 章

设计、合成与组装

共轭聚合物具有独特的光电性能，通过特殊的结构设计，可以制备出具有不同吸收和发射波长的聚合物分子。目前，基于不同的单体选择，已可以制备发射光涵盖整个可见光谱的不同聚合物。从结构上来看，水溶性共轭聚合物（water-soluble conjugated polymer，WSCP）主要由两部分组成：①共轭π电子骨架，它决定了 WSCP 的主要光学性质，如吸收和发射光谱、光捕获能力以及荧光量子效率等；②带有电荷的侧链，如阳离子季铵盐基团、阴离子羧基基团、磺酸根基团以及磷酸根基团等，使得 WSCP 可以溶解在水介质中，进而与生物大分子、微生物或细胞进行相互作用[1]。尽管在过去的几十年里，人们设计合成了大量的WSCP，但是其主骨架结构以及末端的电荷基团并没有太大改变。

2.1 分子设计与合成

不同类型聚合物通常具有特定的合成方法，聚合物的合成方法主要包括钯催化的偶联反应（如 Suzuki 反应[2]、Heck 反应[3]以及 Sonogashira 反应[4]）、Wessling 反应[5]、光引发聚合[6]和 FeCl$_3$ 氧化聚合[7]，每种方法对应的合成路线如表 2-1 所示。除了上面提到的反应类型外，研究者们利用其他的偶联反应也可以实现特殊WSCP 的制备。Wittig-Horner 偶联是醛酮与磷叶立德（磷酸酯碳负离子）之间的反应，该反应可以用于制备 E 型烯烃。Wang 课题组利用该反应制备得到了全新的阳离子聚合物 7，其主骨架中包含刚性的芴单元和柔性的二烯单元[8]。同样利用该反应，Li 课题组也制备得到了聚芴-苯乙烯（PFV）类聚合物[9]。

表 2-1 制备 WSCP 的典型聚合方法

聚合方法	合成路线
Suzuki [PFP，蓝光]	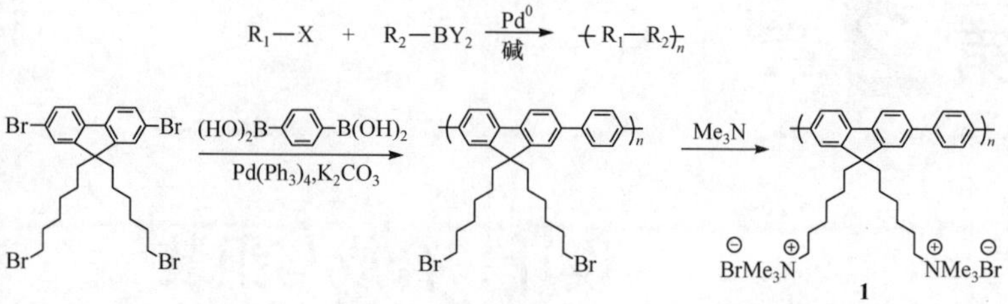
Heck [PPV，绿或黄绿光]	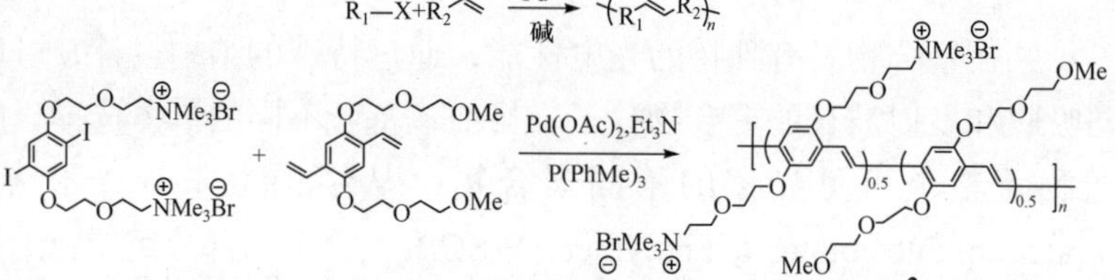
Sonogashira [PPE，黄绿光]	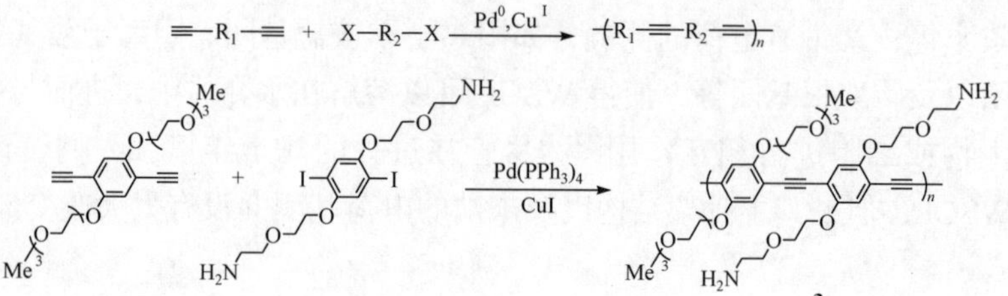
Wessling [PPV，绿或黄绿光]	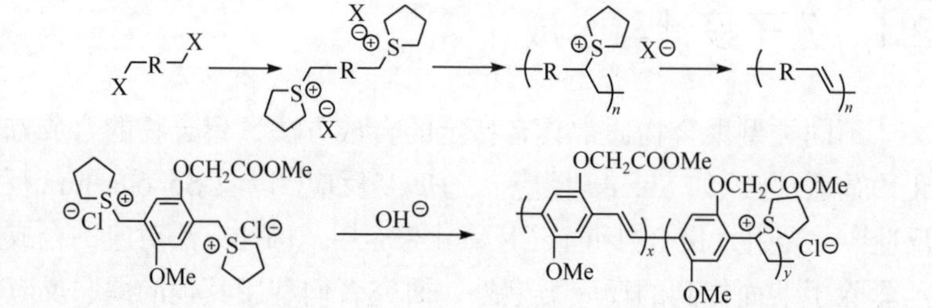
光引发聚合 [PDA，无光或红光]	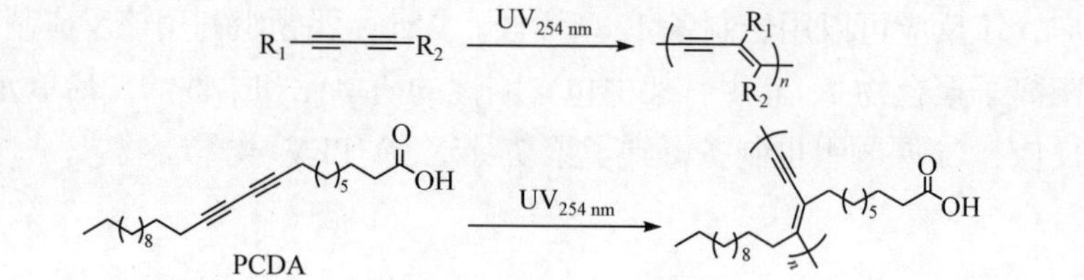

续表

聚合方法	合成路线
FeCl$_3$ 氧化 [PT，黄或红光]	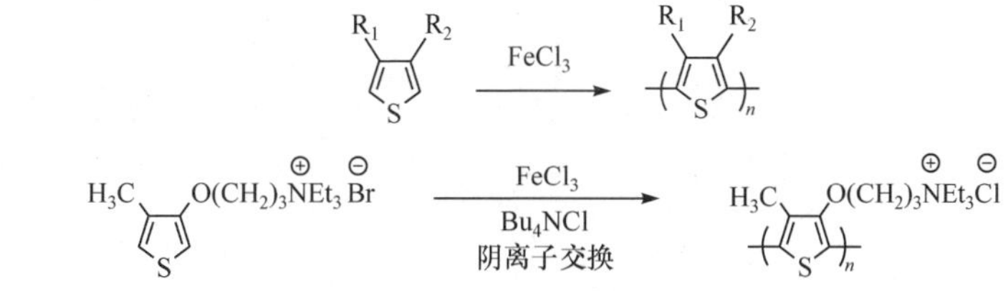
Wittig-Horner	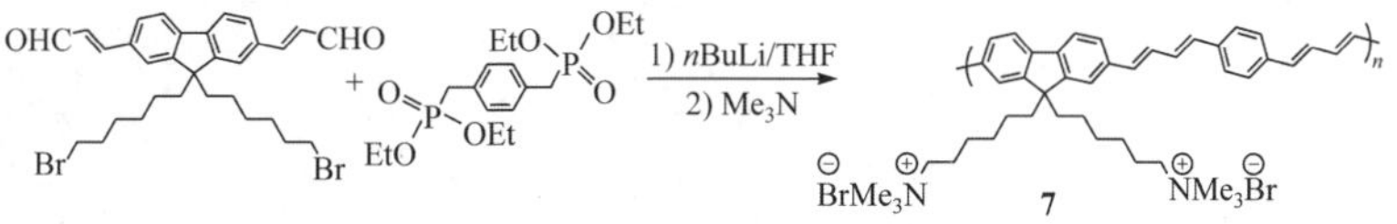

为了进一步发展具有特殊性能的 WSCP 以便在更加深层次的体系中发挥作用，除了上面提及的传统聚合物外，近些年来也涌现了一批新型的 WSCP，其设计改进原则主要集中在以下几个方面。

2.1.1　在主骨架上引入新的共轭单元

为了丰富 WSCP 的类型，同时进一步调节其能带结构，在传统共轭聚合物的基础上改变主骨架结构成为研究者们采用的策略。其中，在聚合物骨架上引入2,1,3-苯并噻二唑 (BT) 是一个典型的例子。Bazan 等和 Wang 等分别制备合成了聚合物 **8** 和 **9**，在相反电荷物种存在下聚合物内部可以发生由芴单元到 BT 单元的聚集诱导 FRET，从而使聚合物的荧光发生由蓝到绿的转变[10,11]；Liu 等在聚芴二烯分子内也引入了 BT 单元成功合成了聚合物 **10** 和 **11**，在聚集条件下聚合物可以发生由绿到红的发射光转变[12,13]。除此之外，Swager 等将具有激子捕获能力的蒽单元引入阴离子 PPE 中制得了聚合物 **12**，在聚集诱导条件下可以发生由蓝到绿的荧光转变[14]；Liu 等设计合成了一系列主骨架中含有卟啉单元的聚芴炔 **13**，芴炔单元到卟啉单元的不完全能量转移导致聚合物发出蓝色和红色的双重荧光，利用这一现象他们实现了 Hg^{2+} 的选择性检测[15]。

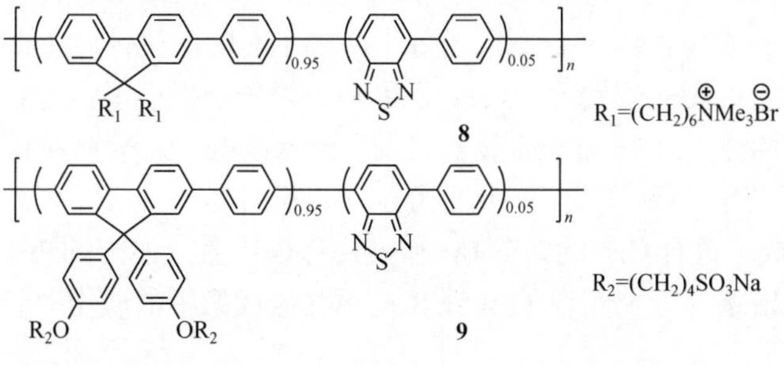

$R_3=(CH_2CH_2O)_3Me$

10

11

12

13

2.1.2 在聚合物侧链上引入特异性识别单元或调节组分

由于主骨架单元和末端电荷基团类型的限定性，研究者们将研究重点转移到对聚合物侧链的修饰上。目前较为广泛的设计方法是在聚合物的侧链末端以共价方式引入各种特异性识别基团，如糖、小分子配体和抗体等。Bunz 等合成了末端带有α-甘露糖的 PPE **14**，利用α-甘露糖对伴刀豆球蛋白（concanavalin A，ConA）特异性结合的性质研究了聚合物与蛋白质间的相互作用[16]。类似地，Liu 等也合成了α-甘露糖修饰的 PFP **15**，利用α-甘露糖对细菌表面甘露糖受体特异性结合的性质实现了大肠杆菌 E. coli 的高灵敏度检测[17]；Wang 等合成了二糖 Gal-α1,4-Gal 功能化的 PDA **16**，利用 Gal-α1,4-Gal 对志贺毒素选择性结合的性质，实现了产志贺毒素 E. coli O157：H7 的检测[18]。除了糖分子之外，Bunz 等将叶酸分子嫁接到 PPE 上制备得到了聚合物 **17**，利用该分子实现了对叶酸受体（folate receptor，FR）过表达肿瘤细胞的靶向识别[19]；Park 等和 Sim 等分别报道了生物素和抗体功能化的 PDA，利用生物素与链霉抗生物素蛋白（streptavidin，SA）和抗体与抗原间特异性反应实现了特定检测[20-22]。一些小分子多齿配体也被用于 WSCP 的功能化，Moon 等[23]合成了螯合 Ga^{3+} 的 PPE **18**；利用具有 Gd^{3+} 螯合能力的 PFP **19** 和 PPE **20**，Wang 等和 Gillies 等分别实现了 WSCP 在磁共振成像中的应用[24,25]。除了识别元件外，Wang 等通过向聚合物引入疏水性磷脂基团从而制备得到了两亲性聚合物 **21**，利用其作为基因载体实现了基因转染[26]。

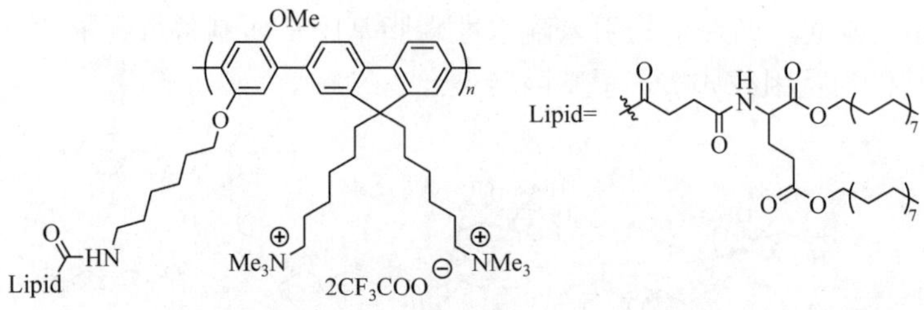

21

2.1.3 引入高水溶性聚乙二醇(PEG)侧链

尽管 WSCP 侧链带有电荷基团，但是聚合物的疏水骨架使其在水溶液中仍然倾向于聚集，并且易于与疏水性物质(如 96 孔聚乙烯微孔板、蛋白质的疏水结构域以及细胞表面的磷脂基团等)发生相互作用，最终导致聚合物荧光量子效率的降低，同时表现出非特异性结合现象。近些年来，研究者们越来越多地将 PEG 组分引入聚合物侧链中，其目的在于提高聚合物的水溶性和荧光量子效率，同时消除聚合物与生物大分子和细胞的非特异性相互作用。Liu 等利用点击(Click)反应将高密度 PEG 侧链引入红光聚合物 **22** 中，从而构筑了具有叶酸靶向功能的"分子刷"样聚合物[27]。Bazan 等利用格氏换位(Grignard metathesis，GRIM)聚合反应制得了分子量均一、分散度低(多分散性指数 PDI < 1.5)的中性聚合物 **23**；由于 PEG 侧链的引入，得到的聚合物表现出良好的水溶性和超高的荧光量子效率(>80%)[28]。

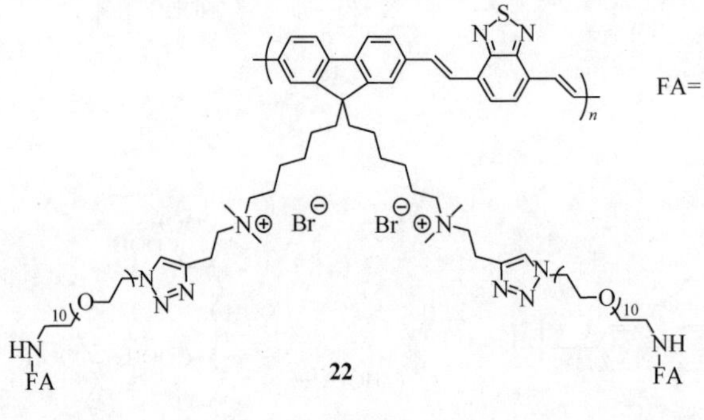

22

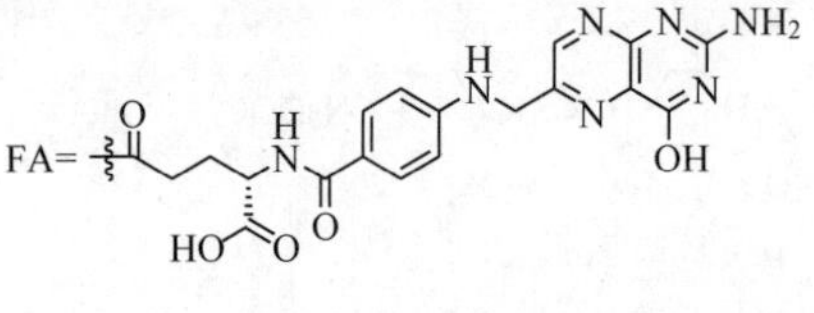

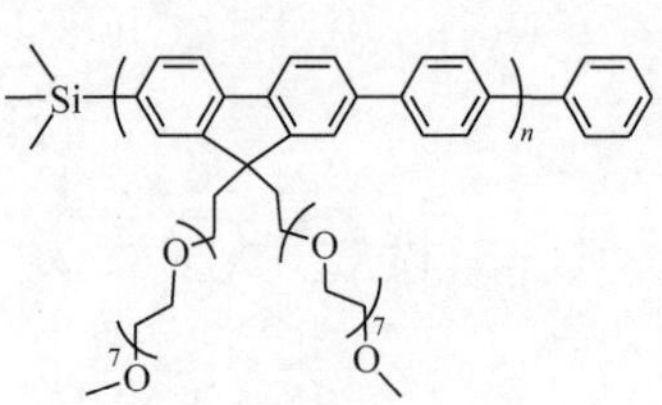

23

2.1.4 设计合成非线性水溶性共轭聚合物

除了线性聚合物外，也发展了多种新型的树枝状水溶性共轭聚合物(WSCP)。Wang 等利用逐步亲核取代的方法合成了阳离子树枝状 PFP **24～26**[29]；Liu 等利用炔基多环三聚反应制备得到了末端带有季铵盐基团的超支化聚合物 **27**[30]；Sukwattanasinitt 等利用 Sonogashira 偶联反应制备得到了一系列树枝状对苯撑乙炔荧光分子 **28~36**[31]。

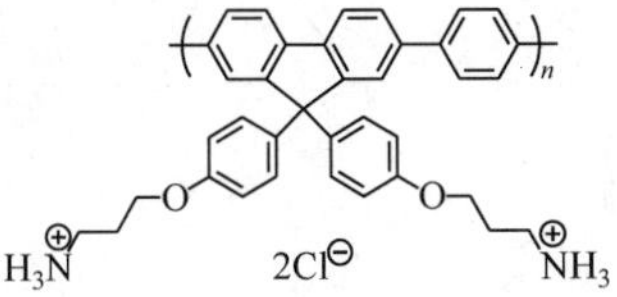

24

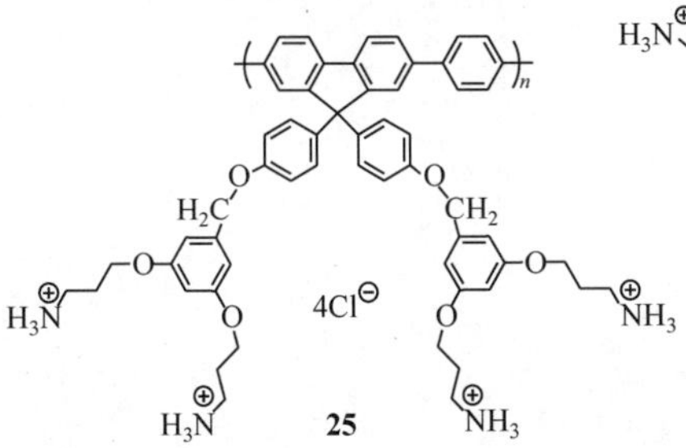

25

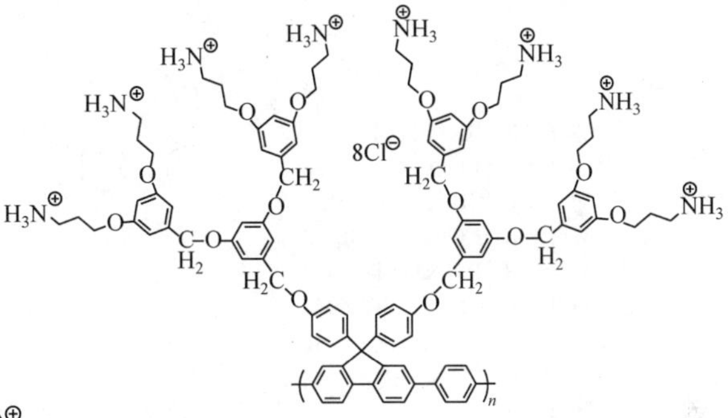

26

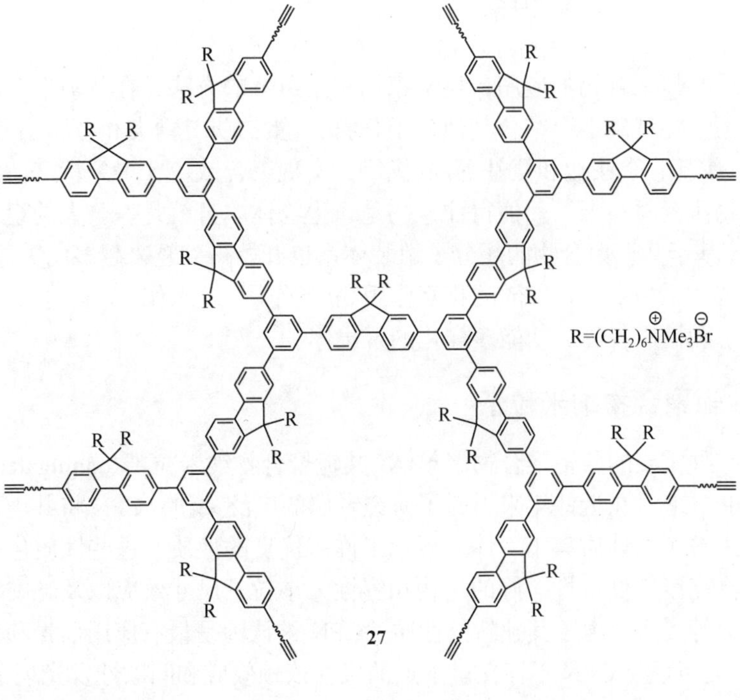

R=(CH₂)₆NMe₃Br

R=$(CH_2)_6NMe_3Br$

27

28: $R_1=R_2=R_3=COOH$
29: $R_1=R_2=COOH,R_3=NMe_2$
30: $R_1=COOH,R_2=R_3=NMe_2$
31: $R_1=R_2=COOH,R_3=NMe_3I$
32: $R_1=R_2=R_3=NMe_3I$
33: $R_1=COOMe,R_2=R_3=NMe_3I$
34: $R_1=R_2=COOMe,R_3=NMe_3I$
35: $R_4=COOH$
36: $R_4=NMe_3I$

2.2 聚集态结构与组装

为拓展共轭聚合物的应用，科学家们利用组装的方法，在共轭聚合物已有的优良光物理性能基础上，结合其他分子(药物、蛋白质、糖类和金属小分子等)或化学结构(羧基、季铵盐和氨基等)的优势，实现组合效应，得到特定功能或多功能化的生物医药材料[32-34]。值得注意的是，生物体本身就是一个大的组装体系，受此启发，基于共轭聚合物的超分子组装体系也开始得到越来越多的关注和研究。超分子组装体系是基于各种弱的相互作用(静电作用、疏水作用、氢键和配位键等)组装成形态和性质各异、功能多样化的聚集体。

2.2.1 共轭聚合物纳米粒子

作为一种重要的共轭聚合物聚集体，共轭聚合物纳米粒子(conjugated polymer nanoparticle, CPN)在近些年来引起了研究者们的广泛关注。CPN 将共轭聚合物的特性与纳米粒子的性质集于一体，展示了许多优良的性质，这些性质包括好的光稳定性、高亮度、低毒性、好的生物相容性、小粒子尺寸效应以及光敏化产生活性氧的能力等[35-38]。由于其独特的性质，CPN 被认为是最有应用前景和价值的生物材料之一。而且，CPN 不存在量子点的尺寸依赖效应和间歇性发光现象。因而，CPN 在生物成像和生物传感方面具有广阔的应用前景。

通常来讲，CPN 的制备方法主要有两种，即微乳液法和再沉淀法，如图 2-1

所示。微乳液法的制备流程如下：首先将溶解在非极性有机溶剂中的疏水聚合物或预聚合单体转移到溶有表面活性剂的水溶液中（表面活性剂的加入是为了防止微乳液液滴的融合）。超声辅助下，溶液被剧烈搅拌、混合从而形成由高分子液滴或单体液滴组成的稳定微乳液。在微乳液聚合中，单体会发生聚合反应。待有机溶剂挥发后，便可以得到稳定分散的 CPN 水溶液。该方法制备得到的 CPN 平均粒径通常为 30～500 nm（主要取决于聚合物溶液的浓度），同时聚合物粒子表面被一层表面活性剂所包覆。利用该方法，Mecking 等在 Glaser 偶联条件下利用逐步聚合的方法得到了聚芳二炔纳米粒子。通过共价方式引入芘和芴等染料分子的方法，他们进一步获得了能够发生分子内能量转移的 CPN[39]。再沉淀法的制备流程如下：首先，将疏水聚合物溶解在与水混溶的有机溶剂中，如四氢呋喃或乙腈。接下来，将聚合物溶液迅速注入过量的水中。同样，在超声辅助下使其剧烈搅拌，借由聚合物分子间的疏水相互作用使聚合物发生聚集进而形成纳米粒子，待有机溶剂挥发后便可以得到水分散的 CPN。与微乳液法不同，再沉淀法不涉及任何添加剂（如表面活性剂）的使用，得到粒子的粒径通常在 5～150 nm，这主要取决于聚合物的浓度和分子量。聚合物浓度和分子量越大，得到的 CPN 粒径也就越大。利用该方法，Moon 等制备得到了若干基于 PPE 的 CPN[4,24,40,41]。通过对共轭聚合物的主骨架和侧链的改变以及功能团的修饰能够得到不同性质的 CPN，并满足不同领域的应用。一般来说，对于一个给定的 CPN，其性质取决于所包含的发色团、链的构型以及聚集的程度和尺寸大小。此外，粒子表面的电荷和其他功能基团对其性质也有很大的影响。通常随着聚合物链间或链内相互作用增加，引发高聚集和有效的能量传递给低能发射单元，导致共轭聚合物的吸收和发射峰向长波方向红移[42]。相比于共轭聚合物在有机溶剂中的吸收光谱，通过微乳液法和再沉淀法制备的 CPN 共轭长度的减少和收缩性的塌陷以及无序的构型导致其吸收光谱向短

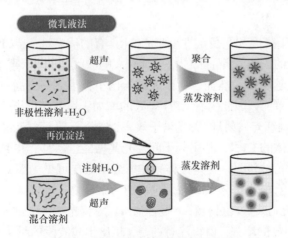

图 2-1　水分散 CPN 的制备方法[1]

波方向移动,即蓝移[43]。CPN 光谱性质的变化主要是溶剂极性的改变引起共轭聚合物侧链的聚集所致。

利用侧链效应,Wang 等设计并合成了从蓝色到红色发射的共轭聚合物 37~40,并通过再沉淀的方法制备得到了覆盖整个可见光发射范围的 CPN[44]。从结构上来看,聚合物 37 和 38 或 39 和 40 具有相同的主链、不同的侧链,而吸收光谱聚合物 38 和 40 比聚合物 37 和 39 发生了明显的红移。

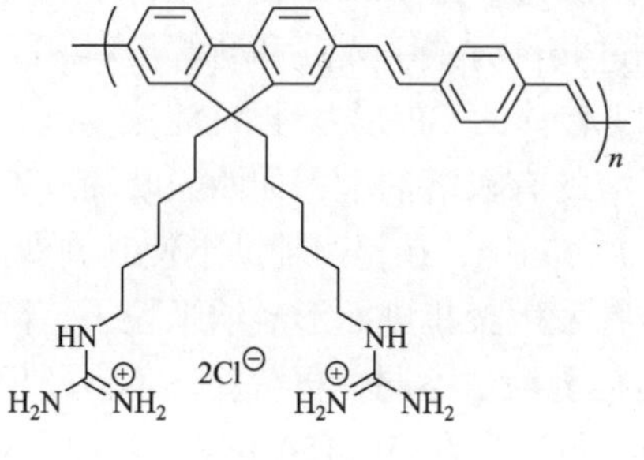

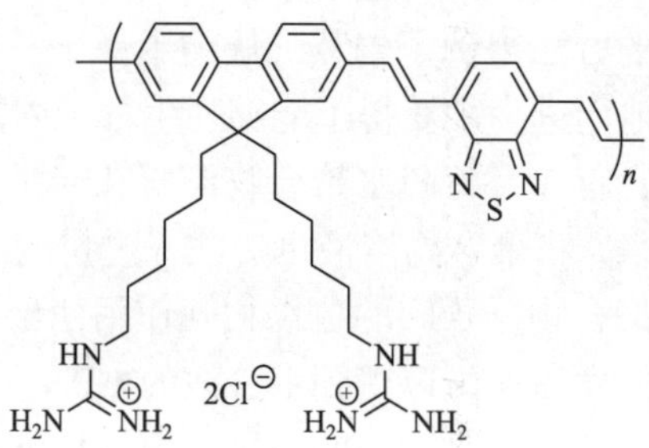

除光谱之外,亮度和光稳定性也是 CPN 具有的优良性质。CPN 的亮度和光稳定性取决于粒子的大小,由于大的粒子具有大的吸收截面和体积,所以粒子越大,亮度和光稳定性越高[45]。然而,由于大粒子比小粒子能够更高效地将能量传递到不同的荧光猝灭单元,因此随着 CPN 尺寸的增加,其荧光量子效率降低[46]。为了提高 CPN(尤其是红光发射)的荧光量子效率,Chiu 等设计并制备了结构中含有电子给体和电子受体的 CPN,利用分子间荧光共振能量转移,得到了荧光量子效率56%(水中)的红光材料[47]。在这个体系中,给体为在可见光聚光能力强的聚合物 41,受体为深红色发射的聚合物 42,包裹剂为聚合物 43 或 44,由于聚合物 41 与 42 之间发生的荧光共振能量转移,聚合物 41 的荧光基本全部猝灭,同时聚合物 42 的荧光发生明显的增强。值得注意的是,相比于同波段的量子点,所得 CPN 的

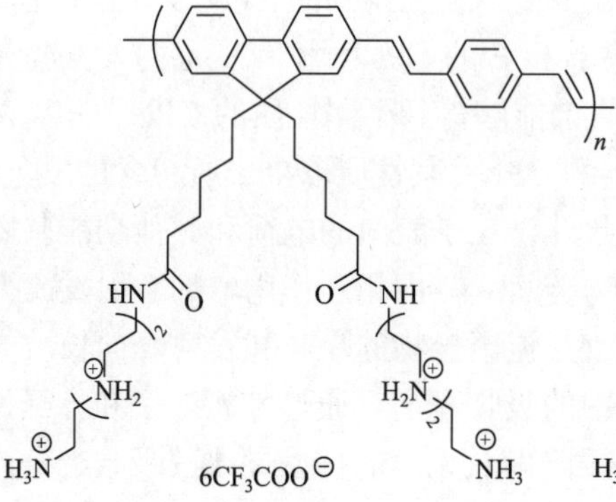

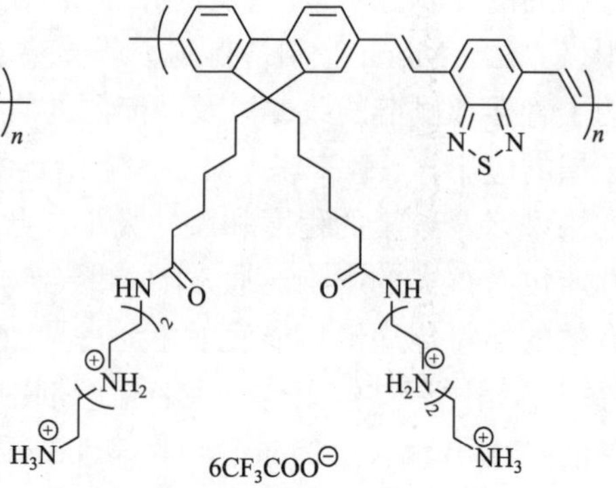

亮度增加了约 15 倍。Chiu 等利用共轭聚合物优异的光学性能制备了一种基于共轭聚合物的新型纳米粒子，该 CPN 不仅具有相对于商业染料更高的亮度、更好的光稳定性，还通过在 CPN 表面修饰抗体实现了对肿瘤细胞的靶向成像[48]。

Wang 等利用 Suzuki 聚合制备得到了分别发射蓝色、绿色、黄色和红色的四种共轭聚合物，将这些发射不同颜色荧光的共轭聚合物利用分子间的疏水作用，采用再沉淀法制备成可被不同激发波长激发的多色荧光纳米粒子，纳米粒子表面带羧基，允许在其表面通过酰胺缩合反应修饰多种抗体[49]。Liu 等[50]利用 Click 反应在聚芴的侧链上连接十个氨基的多肽，合成得到了聚芴 PF-R10。成功修饰上多肽的聚合物在酸性条件下荧光强度明显增加，这主要是酸性环境下体系去质子化和静电排斥导致聚合物聚集程度降低。此外，多肽还有效增加了聚合物的细胞内吞能力，提高了细胞的成像效果。

除了传统 CPN 的制备方法外，研究者们也探索了其他构筑聚合物粒子的方法。①以某种固相载体为基底进行聚合物的共价连接：Whitten 和 Schanze 等通过 Sonogashira 逐步聚合的方法制得了阴离子 PPE 担载的 SiO$_2$ 粒子 45[51]；以聚 N-异丙基丙烯酰胺(PNIPAM)微凝胶为框架，Wang 等制得了聚合物 46 掺杂的微凝胶[52]；以笼状聚倍半硅氧烷(一种刚性的硅-氧无机笼)作为构筑基元，Liu 等利用 Heck 反应获得了平均粒径为 3 nm 的单分散 CPN 47 和 48[53,54]。②以某种固相载体为基底通过静电、吸附或配位等方式进行非共价连接：Li 等将阳离子 PFV 49 担载到了 Ag@SiO$_2$ 核-壳 NP 表面从而制备得到了具有金属增强荧光效应的聚合物粒子[9]；Shen 等利用静电组装方法将阳离子聚合物 50 包覆到负电荷超顺磁氧化铁

NP 表面，从而制得了有机/无机杂化的复合材料[55]；利用层层组装策略，Schanze 等制备了 PPE 包覆的 SiO₂ NP[56]；通过简单物理吸附，Whitten 等制备了 PPE **51** 担载的 SiO₂ 胶体粒子[57]；利用聚合物 **52** 上 S 原子和 Ag 原子的配位作用，Giorgetti 等[58]在聚合物溶液中利用原位消融银的方法制得了 PPE 衍生物担载的 AgNP；Joo 等用沉淀法制备了 PPV NP，利用再沉淀法在 PPV NP 表面修饰 Au NP 最终得到 PPV/Au NP[59]，因为表面等离激元共振(SPR)效应，组装得到的 PPV/Au NP 化学发光效果明显强于单独的 PPV NP；Li 等制备了壳聚糖包裹的 Au NP，通过与带羧基的淀粉发生交联使 NP 表面带负电荷，与带正电荷的共轭聚合物 PFV 能够通过静电作用组装得到(CTS-Au)@CMSD/PFV NP[60]。除此之外，Chiu 等还制备了表面修饰羧基的 CPN，表面的羧基能够与铜离子(Cu²⁺)配位而形成聚集体[61]。Harbron 等课题组用简单掺杂法，在共轭聚合物体系中混入罗丹明内酰胺染料，将其成功应用于汞离子(Hg²⁺)的高效检测[62]。③设计具有两亲性结构的聚合物：通过对水溶性超支化聚合物 **27** 进行 Click 反应以连接亲水性 PEG 侧链，Liu 等制得了含有疏水内核和亲水外壳的两亲性高分子，该分子在溶液中以 NP 形式存在[30]；Wang 等合成的含有脂组分的两亲性阳离子 PFP **21** 在水溶液中也以 NP 形式存在[26]。

45

46

47

R=(CH₂)₆NMe₃Br

48

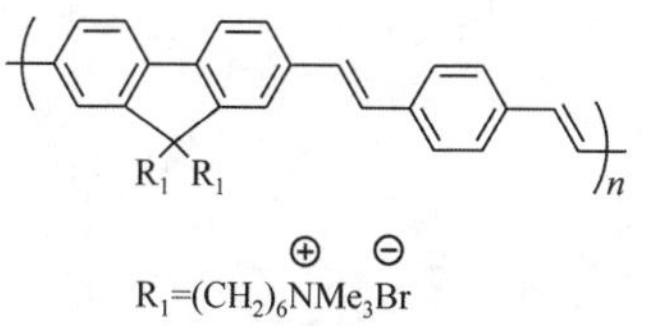

49

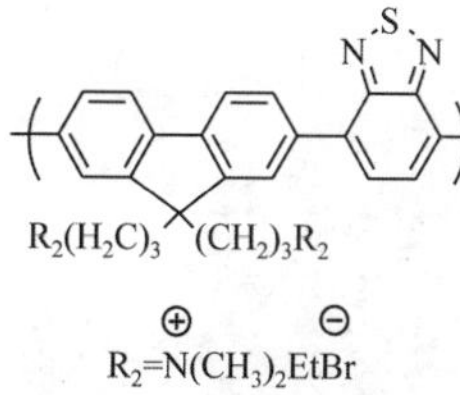

50

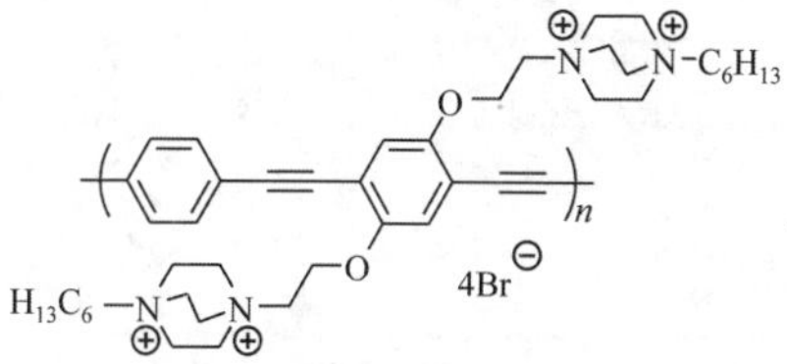

51

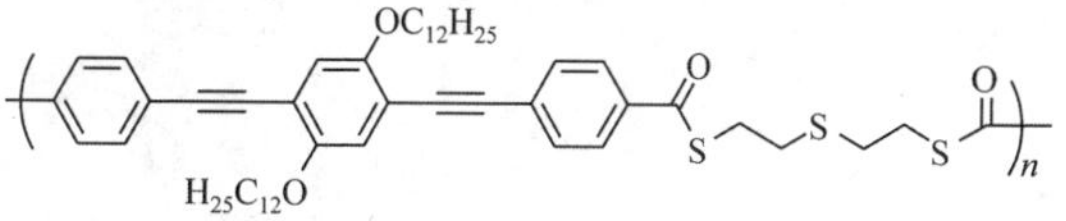

52

2.2.2　超分子组装体

超分子组装体系是另外一种重要的聚集体，该体系是由一个或多个分子组分通过可逆相互作用驱动形成的复合物组装体[63]，这种可逆相互作用包括静电作用、疏水作用、氢键、金属配位作用和主-客体相互作用等。所形成的超分子复合物尺寸通常为纳米到微米级别甚至更大尺寸，科学家们常采用的表征手段有尺寸排阻色谱法、核磁共振（NMR）、黏附测定、原子力显微镜（AFM）和光散射法等[64]。

2006 年，Lavigne 等合成了每个重复单元带一个羧基的聚噻吩 PT **53**，如图 2-2（a）所示，利用羧基与氨基之间的静电作用、氢键及噻吩之间的 π-π 堆积，聚噻吩能够与不同长度的二胺组装成具有不同光谱的超分子体系[65]。Sprakel 等以末端带正电荷聚赖氨酸尾巴的蛋白质与侧链为羧基的阴离子聚合物 PF **54** 为原料，以静电作用作为驱动力，组装成了具有纳米尺寸的组装体[图 2-2（b）][66]。如图 2-2（c）所示，Zhai 等利用聚噻吩与碳纳米管之间的 π-π 作用制备了多种纳米管，以四种结构的聚噻吩（**55**、**56**、**57** 和 **58**）与不同直径的单壁纳米管或多壁纳米管为组成元素，分别得到了热力学驱动组装而成的有规律排布的直线纳米线结构和动力学驱动组装成的旋转的纳米管结构[67]。Tenneti 等观测到共轭聚乙烯在碳纳米管表面组装成规律排布的圆盘状结构[68]。Surin 等在聚合物末端修饰上不同的正电荷基团而得到一系列聚噻吩衍生物，该系列聚噻吩衍生物能够与 DNA 自组装形成手性复合物[69]。

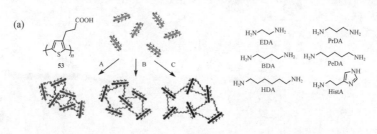

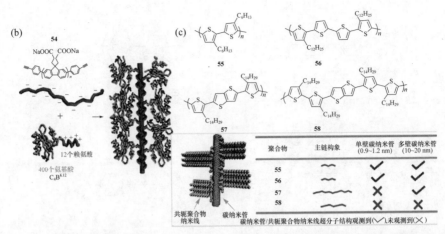

图 2-2 （a）聚噻吩与不同结构的二胺以氢键、疏水作用为驱动力组装成具有不同光学性质的组装体；（b）蛋白质与聚芴形成的组装体系；（c）不同聚噻吩与碳纳米管形成组装体系的示意图[65-67]

Wang 等以阳离子聚对苯撑乙烯 PPV 为目标分子，利用具有亲水性外层和疏水空腔的葫芦[7]脲（CB[7]）与 PPV 以非共价作用形成组装体，从而封装 PPV 的季铵盐侧链，使 PPV 不具有抗菌活性；加入金刚烷(AD)后，AD 能够与 CB[7]形成更稳定的复合物从而将 PPV 的季铵盐侧链释放出来，抗菌活性得到恢复，进而得到了一个抗菌"开关"[70]。Chan 等制备了一个侧链为冠醚结构的共轭聚合物 C-PPV **59**，钾离子(K⁺)存在的情况下，侧链的冠醚能够与 K⁺ 发生配位从而诱导体系组装成纳米带结构，如图 2-3(a)所示[71]。形成组装体的过程中，K⁺ 首先与冠醚配位后协同聚合物分子内 π-π 相互作用形成纳米小短棒，随着时间的延续，游离的 K⁺ 会继续发生配位导致聚集体间的组装，最终形成纳米带并改变 PPV 的光物理性质。2015 年，Yam 等发现 Pt(Ⅱ)的配合物能够和阴离子共轭聚合物 PPE-SO₃⁻ **60**、mPPE-

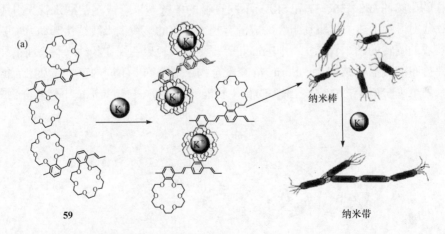

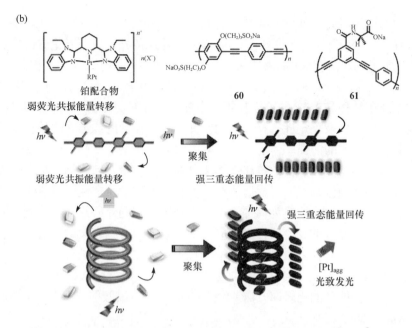

图 2-3　(a) 基于 K$^+$ 的纳米短棒及纳米带的形成示意图；(b) Pt(Ⅱ) 的配合物和阴离子共轭聚合物 PPE-SO$_3^-$、mPPE-Ala 发生组装原理图[71-72]

Ala **61** 发生组装[图 2-3(b)]，该组装体系的驱动力为 Pt···Pt、静电作用及 π-π 相互作用，形成组装体后体系之间不仅能发生金属-配体电荷转移(MLCT)，还能发生有效的 FRET[72]。此外，Wang 等[73]以分别发射蓝色、绿色、黄色和红色荧光的阳离子共轭聚合物为原料，以 DNA、组氨酸为骨架，利用三者之间的静电作用、疏水作用为驱动力，制备得到了发射不同颜色荧光的纤维。

2.3　化学修饰与功能化

应用于生物领域的共轭聚合物一般由共轭的主链骨架和所修饰的侧链组成。通常主链结构决定共轭聚合物的基本光物理性质，常见的主链结构为聚芴苯(PFP)、聚对苯撑乙烯(PPV)、聚对苯撑乙炔(PPE)及聚噻吩(PT)等。由于在生物领域的应用需要考虑到高分子的水溶性，因而最普遍的侧链修饰是对侧链进行水溶化修饰，如电荷(季铵化[74]，羧基[75]、磺酸基[76]、磷酸基[77]的引入)变化，或寡聚乙二醇(OEG)链[78]的引入。这些修饰除了辅助共轭聚合物高分子在水溶液体系中有效分散，同时也使共轭聚合物具备了通过静电作用或疏水作用参与生物领域应用的能力。利用水溶性共轭聚合物的静电作用或疏水作用与生物大分子或细胞相互作用的应用研究不胜枚举[79, 80]，且具有合成方法简单、作用方式明确、作用效果较强等优势。然而，除了非特异的修饰以外，特异性的功能化修饰也具有重要意义。常见的功能化修饰基团包括具有生物活性的药物小分子、生物分子（如生物素、糖、氨基酸、多肽、蛋白质等），以及可与共轭骨架发生电子转移（ET）或荧光共振能量转移（FRET）的猝灭基团及小分子光敏剂。根据所修饰功能基团的化学结构、反应活性及稳定性选择合适的修饰策略和合理的修饰方法是获得功能化修饰的共轭聚合物的前提。

共轭聚合物功能化修饰的策略大体上分为三类：聚合前修饰、聚合后修饰及间接修饰。聚合前修饰需要考虑所修饰功能基团的化学稳定性，以所修饰的功能基团不影响后续的聚合反应为前提。聚合后修饰则应确保所修饰的功能基团与待修饰的位点具有良好的反应活性且反应过程不影响聚合物骨架的性质。随着纳米技术的发展，先将共轭聚合物制备成纳米粒子，再在其表面进行修饰也是一种实现功能化的策略。确定了合适的修饰策略后，则应选择合理的修饰方法。表 2-2 列举了一些常用的功能化修饰方法，包括 Click 反应、酰胺缩合反应、亲核取代反应、Michael 加成反应等。

表 2-2　常见的功能化修饰反应

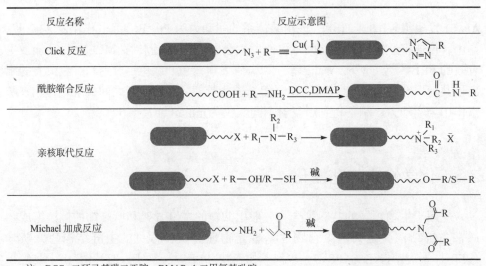

注：DCC. 二环己基碳二亚胺；DMAP. 4-二甲氨基吡啶。

Click 反应作为生物正交反应的一种，由于具有良好的反应活性和特异性，被广泛应用于各种修饰策略。使用 Click 反应进行修饰的条件是被修饰的位点和用于修饰的功能分子分别具有叠氮基团和炔基。常见的是利用 Click 反应进行聚合后的糖基修饰。如图 2-4 所示，Bunz 课题组将其中一个单体的侧链末端修饰为三异丙基硅基(TIPS)保护的炔基,再通过 Sonogashira 反应聚合得到侧链修饰炔基的共轭聚合物 PPE,最后将叠氮修饰的 α-甘露糖与 PPE 的炔基侧链通过 Click 反应相连得到 α-甘露糖修饰的 PPE **62**[16,81]。Liu 等将炔基修饰的吡喃甘露糖与共轭寡聚物 PBT 的叠氮侧链通过 Click 反应相连得到甘露糖修饰的 PBT[82]。此外,利用 Click 反应也可进行一些其他功能基团的修饰。Bazan 等在聚芴衍生物共轭骨架末端引入炔基,再将叠氮修饰的生物素基团与之进行 Click 反应得到末端修饰生物素的聚芴衍生物[83]。Wang 等在共轭聚合物纳米粒子表面引入叠氮基团并通过 Click 反应与炔基修饰的药物 plerixafor 连接,从而以间接修饰的策略得到了功能化的共轭聚合物纳米粒子[84]。

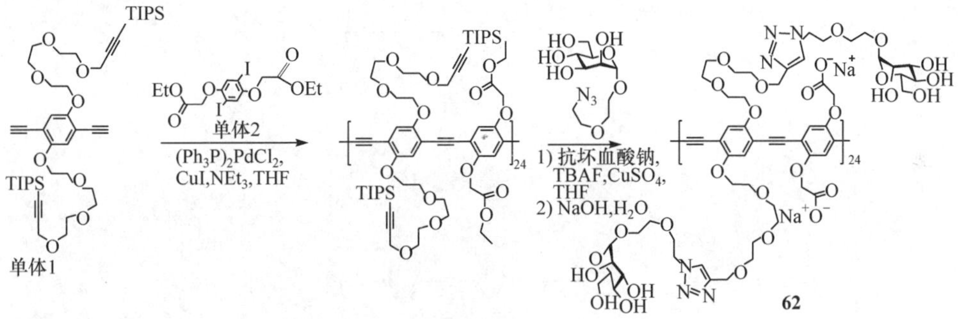

图 2-4 α-甘露糖修饰的 PPE 的合成路线
TBAF. 四丁基氟化铵;THF. 四氢呋喃

对于本身含有氨基或羧基的功能基团,如蛋白质、多肽、脂质、生物素及一些药物小分子,其修饰共轭聚合物的方法往往会结合本身的结构特点,采用酰胺缩合反应。图 2-5 列举了一些通过酰胺缩合反应实现的共轭聚合物修饰。图 2-5(a)所示的是一种通过间接修饰策略得到抗体修饰的共轭聚合物纳米粒子的方法。首先利用 PSMA 在共轭聚合物纳米粒子表面引入羧基,再将抗体的氨基与表面羧基反应,即实现修饰[49]。Swager 等利用赖氨酸残基中的氨基与共轭聚合物侧链的羧基反应,从而实现对共轭聚合物 PPE **65** 的多肽修饰[图 2-5(c)][85]。如图 2-5(d)所示,Wang 课题组采用聚合前修饰的策略,先利用酰胺缩合反应将脂质修饰到单体的侧链末端,再通过 Suzuki 聚合反应得到脂质体修饰的共轭聚合物 PFPL **66**[86]。生物素由于其分子本身具有羧基,因此也常通过酰胺缩合实现对聚合物的修饰 **63** 和 **64**[图 2-5(b)][87]。此外,某些结构中具有氨基或羧基的小分子,如叶酸[图 2-5(e)],也会通过酰胺缩合的方法被引入共轭聚合物侧链 **67**[88]。

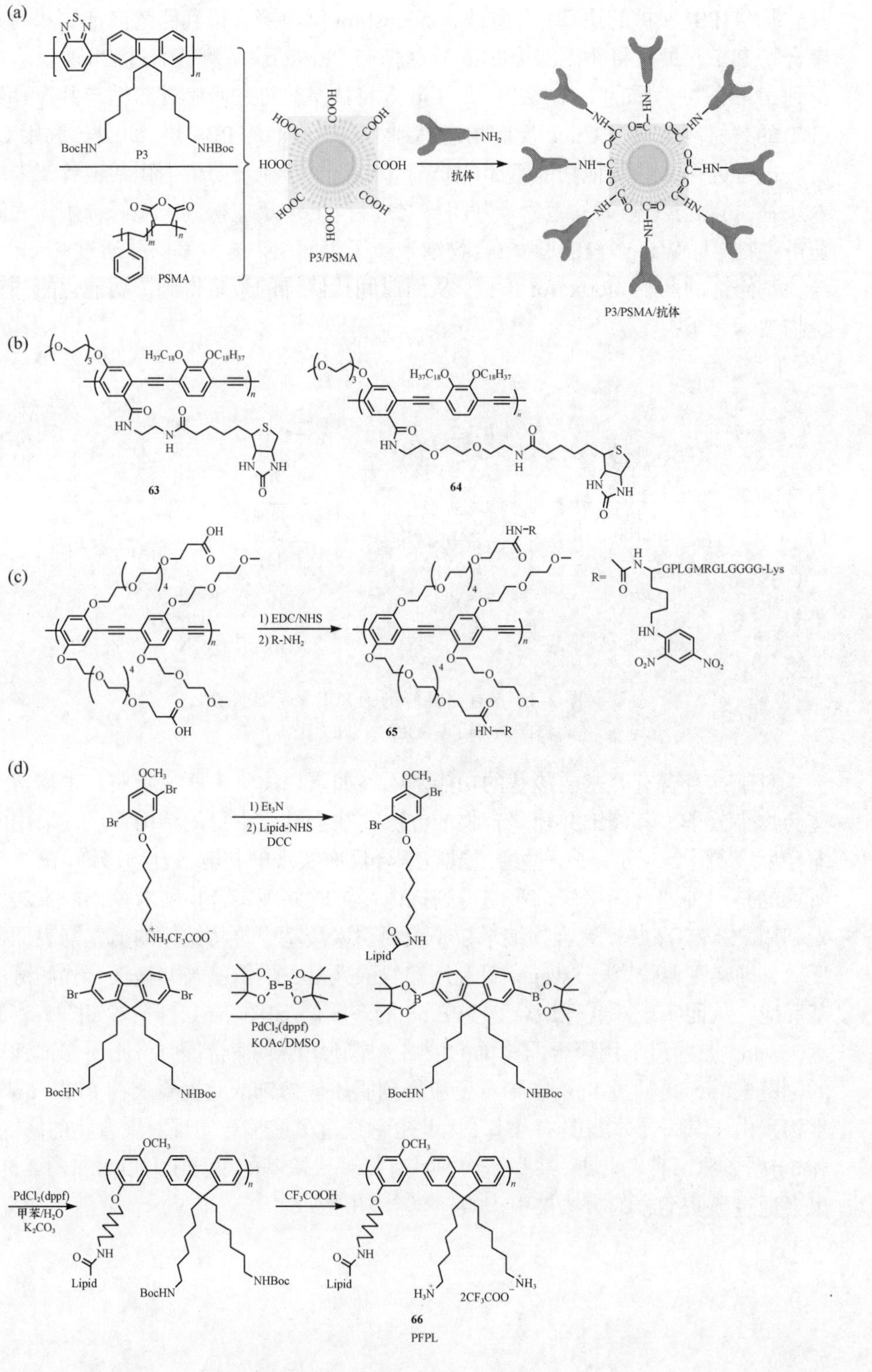

(a)

P3

PSMA

P3/PSMA

抗体

P3/PSMA/抗体

(b)

63

64

(c)

1) EDC/NHS
2) R-NH₂

R= GPLGMRGLGGGG-Lys

65

(d)

1) Et₃N
2) Lipid-NHS
DCC

PdCl₂(dppf)
KOAc/DMSO

PdCl₂(dppf)
甲苯/H₂O
K₂CO₃

CF₃COOH

66
PFPL

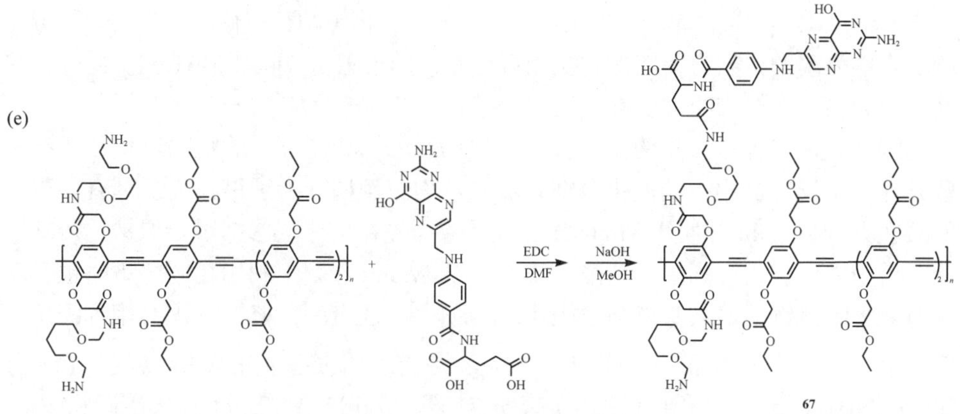

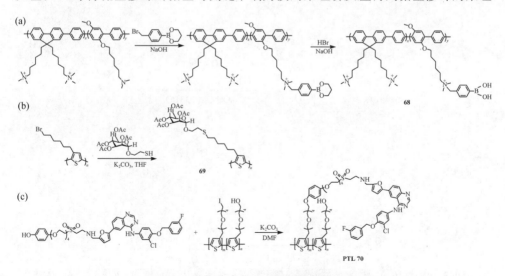

图 2-5 利用酰胺缩合反应修饰共轭聚合物

(a)抗体修饰的共轭聚合物纳米粒子制备示意图；(b)侧链修饰生物素的共轭聚合物 PPE 结构式；(c)共轭聚合物
PPE 的多肽修饰；(d)Lipid 修饰的共轭聚合物 PFPL 的合成路线；(e)叶酸修饰的 PPE 合成路线。

EDC. 碳二亚胺；DMSO. 二甲基亚砜；DMF. 二甲基甲酰胺；NHS. N-羟基丁酰亚胺

　　亲核取代反应也是一种对共轭聚合物进行功能化修饰常用的方法。如图 2-6(a)
所示，Wang 等通过亲核取代的季胺化反应，将苯硼酸引入共轭聚合物的侧链 **68**[89]。
该反应方法适用于含有叔氨基或活泼卤素的功能分子，优势是能够同时引入正电
荷，对提高共轭聚合物的水溶性及降低所修饰基团与共轭聚合物主链的疏水作用
有利。还有一种亲核取代反应是利用具有活泼氢的巯基或酚羟基与活泼卤素进行
反应。Liu 等将巯基修饰的糖基与侧链末端为溴的聚噻吩反应得到糖基修饰的聚噻

图 2-6 共轭聚合物的亲核取代修饰反应

(a)亲核取代的季胺化反应将 PFP 侧链修饰苯硼酸的合成路线；(b)巯基取代反应将 PT 侧链修饰糖基的合成路线；
(c)酚羟基取代反应将 PT 侧链修饰拉帕替尼的合成路线

吩 **69**[图 2-6(b)][90,91]。Wang 课题组[92]将小分子药物拉帕替尼修饰上酚羟基,再与侧链末端为溴的聚噻吩反应得到拉帕替尼修饰的聚噻吩 **70**[图 2-6(c)]。此外,在共轭聚合物侧链修饰卟啉也常采用酚羟基亲核取代的反应[93]。

除了上述三种最常见的修饰方法,根据所修饰功能分子的结构特点,还有一些其他化学反应被用于功能化修饰共轭聚合物。例如,为了得到侧链具有多羧基的共轭聚合物,Jin 等使用 Michael 加成反应,先在单体上修饰甲酯保护的羧基,聚合后脱去保护基得到多羧基修饰的 PPE[94]。Wang 课题组利用相同的策略也实现了对聚噻吩侧链的多羧基修饰 **71**[图 2-7(a)][95]。还有一些修饰过程会用到配位反应,如对聚合物侧链的载铂修饰。Wang 课题组用聚噻吩的侧链氨基与 (NH_4^+) $[PtCl_3(NH_3)]^-$ 配位,得到载铂的聚噻吩 **72**[图 2-7(b)][96]。Liu 课题组将侧链末端为羧基的共轭聚合物与顺铂作用得到载铂聚合物 CPE-PEG-Pt[97]。如图 2-7(c)所示,不同于常见的修饰方式,修饰了双醛基的共轭聚合物 PPE 与氨基修饰的生物素或赖氨酸衍生物通过形成席夫碱成环分别得到生物素或赖氨酸衍生物修饰的PPE **73**[98]。

此外,科学家们还采用其他手段对聚合物进行修饰。Wang 等通过苯硼酸频哪醇酯与二乙醇胺的酯交换反应合成了一个八元杂环硼酯(图 2-8)[32]。这个八元杂环硼酯能够连接到聚合物 PFP 侧链上进而得到 PFP-Chl **74**,PFP-Chl 同时具备荧光性质以及前药分子的治疗效果。

(a)

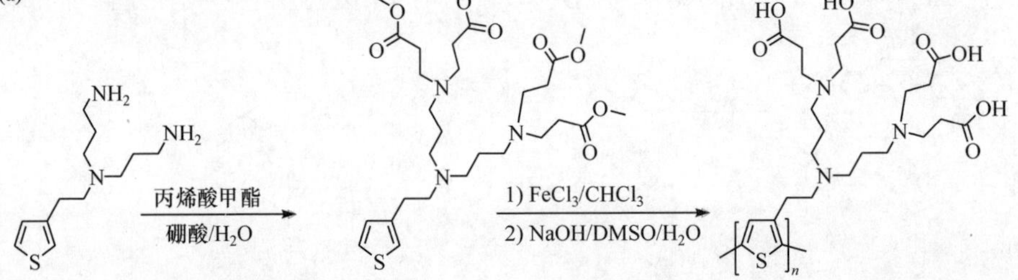

丙烯酸甲酯
硼酸/H₂O

1) FeCl₃/CHCl₃
2) NaOH/DMSO/H₂O

71

(b)

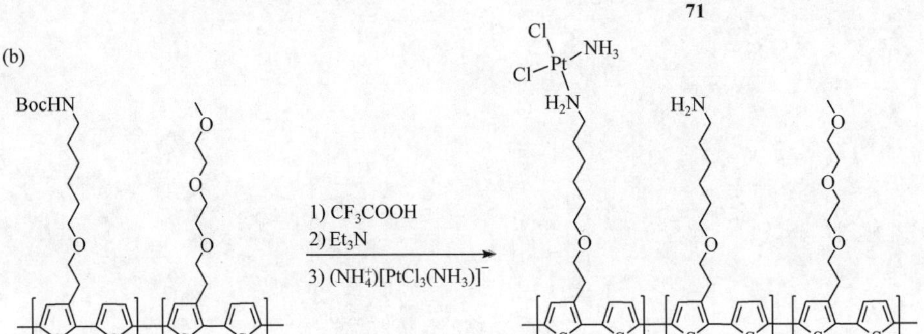

BocHN

1) CF₃COOH
2) Et₃N
3) (NH₄⁺)[PtCl₃(NH₃)]⁻

72

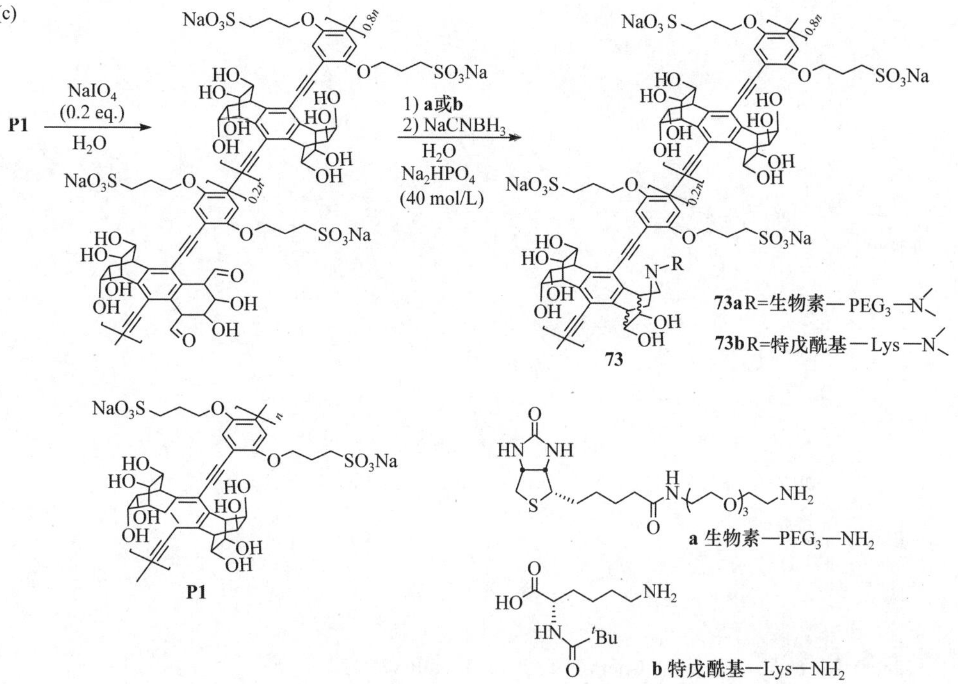

图 2-7 (a)聚噻吩通过 Michael 加成反应修饰多羧基的合成路线；(b)聚噻吩载铂的合成路线；(c)氨基化合物通过形成席夫碱修饰 PPE 的合成路线

综上所述，对于共轭聚合物的功能化修饰，可选择的修饰策略以及修饰方法多种多样，需根据需求选择合适的修饰方法。值得注意的是在选择反应类型的时候，除了要保证反应活性，还应考虑到共轭聚合物本身和所修饰功能分子的稳定性。在实际应用中许多共轭聚合物在功能化修饰过程中会同时采用多种修饰方法。

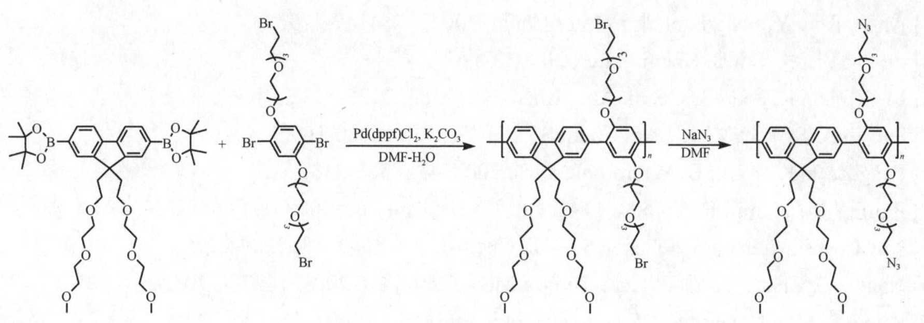

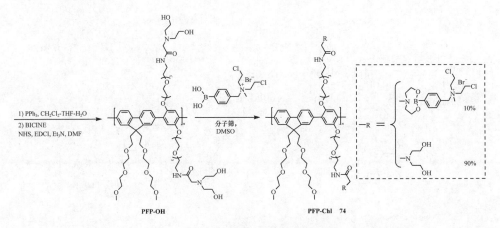

图 2-8　PFP-Chl 合成路线

BICINE. 双(2-羟乙基)甘氨酸；EDCI. 1-(3-二甲氨基丙基)-3-乙基碳二亚胺盐酸盐

参 考 文 献

[1] Zhu C, Liu L, Yang Q, et al. Chem Rev, 2012, 112: 4687-4735.

[2] Liu B, Wang S, Bazan G C, et al. J Am Chem Soc, 2003, 125: 13306-13307.

[3] Zhu C, Yang Q, Liu L, et al. Chem Commun, 2011, 47: 5524-5526.

[4] Moon J H, McDaniel W, MacLean P, et al. Angew Chem Int Ed, 2007, 46: 8223-8225.

[5] Tang H, Duan X, Feng X, et al. Chem Commun, 2009, 6: 641-643.

[6] Kim J M, Lee J S, Choi H, et al. Macromolecules, 2005, 38: 9366-9376.

[7] Ho H A, Boissinot M, Bergeron M G, et al. Angew Chem Int Ed, 2002, 41: 1548-1551.

[8] Xu Q, Wu C, Zhu C, et al. Chem-Asian J, 2010, 5: 2524-2529.

[9] Tang F, He F, Cheng H, et al. Langmuir, 2010, 26: 11774-11778.

[10] Liu B, Bazan G C. J Am Chem Soc, 2004, 126: 1942-1943.

[11] An L, Tang Y, Feng F, et al. J Mater Chem, 2007, 17: 4147-4152.

[12] Pu K Y, Li K, Liu B. Chem Mater, 2010, 22: 6736-6741.

[13] Li K, Zhan R, Feng S S, et al. Anal Chem, 2011, 83: 2125-2132.

[14] Satrijo A, Swager T M. J Am Chem Soc, 2007, 129: 16020-16028.

[15] Fang Z, Pu K Y, Liu B. Macromolecules, 2008, 41: 8380-8387.

[16] Phillips R L, Kim I B, Tolbert L M, et al. J Am Chem Soc, 2008, 130: 6952-6954.

[17] Xue C, Velayudham S, Johnson S, et al. Chem-Eur J, 2009, 15: 2289-2295.

[18] Nagy J O, Zhang Y, Yi W, et al. Bioorg Med Chem Lett, 2008, 18: 700-703.

[19] Kim I B, Shin H, Garcia A J, et al. Bioconjugate Chem, 2007, 18: 815-820.

[20] Jung Y K, Kim T W, Jung C, et al. Small, 2008, 4: 1778-1784.

[21] Park C H, Kim J P, Lee S W, et al. Adv Funct Mater, 2009, 19: 3703-3710.

[22] Kwon I K, Kim J P, Sim S J. Biosens Bioelectron, 2010, 26: 1548-1553.

[23] Moon J H, MacLean P, McDaniel W, et al. Chem Commun, 2007, 46: 4910-4912.

[24] Xu Q, Zhu L, Yu M, et al. Polymer, 2010, 51: 1336-1340.

[25] Atkins K M, Martinez F M, Nazemi A, et al. Can J Chem, 2011, 89: 47-56.

[26] Feng X L, Tang Y L, Duan X R, et al. J Mater Chem, 2010, 20: 1312-1316.

[27] Pu K Y, Li K, Liu B. Adv Funct Mater, 2010, 20: 2770-2777.

[28] Traina C A, Bakus R C, Bazan G C. J Am Chem Soc, 2011, 133: 12600-12607.

[29] Yu M H, Liu L B, Wang S. J Polym Sci Part A Polym Chem, 2008, 46: 7462-7472.

[30] Pu K Y, Li K, Shi J B, et al. Chem Mater, 2009, 21: 3816-3822.

[31] Niamnont N, Mungkarndee R, Techakriengkrai I, et al. Biosens Bioelectron, 2010, 26: 863-867.

[32] Li M, Li S, Chen H, et al. ACS Appl Mater Interface, 2016, 8: 42-46.

[33] Phillips R L, Kim I B, Tolbert L M, et al. J Am Chem Soc, 2008, 130: 6952-6954.

[34] Lee K, Lee J, Jeong E J, et al. Adv Mater, 2012, 24: 2479-2484.

[35] Feng L, Zhu C, Yuan H, et al. Chem Soc Rev, 2013, 42: 6620-6633.

[36] Pecher J, Mecking S. Chem Rev, 2010, 110: 6260-6279.

[37] Kaeser A, Schenning A. Adv Mater, 2010, 22: 2985-2997.

[38] Tuncel D, Demir H V. Nanoscale, 2010, 2: 484-494.

[39] Baier M C, Huber J, Mecking S. J Am Chem Soc, 2009, 131: 14267-14273.

[40] Moon J H, Deans R, Krueger E, et al. Chem Commun, 2003, 1: 104-105.

[41] Rahim N A A, McDaniel W, Bardon K, et al. Adv Mater, 2009, 21: 3492-3496.

[42] Nguyen T Q, Martini I B, Liu J, et al. J Phys Chem B, 2000, 104: 237-255.

[43] Pecher J, Mecking S. Macromolecules, 2007, 40: 7733-7735.

[44] Feng X L, Yang G M, Liu L B, et al. Adv Mater, 2012, 24: 637-641.

[45] Szymanski C, Wu C F, Hooper J, et al. J Phys Chem B, 2005, 109: 8543-8546.

[46] Wu C, Bull B, Szymanski C, et al. ACS Nano, 2008, 2: 2415-2423.

[47] Wu C F, Hansen S J, Hou Q O, et al. Angew Chem Int Ed, 2011, 50: 3430-3434.

[48] Wu C F, Schneider T, Zeigler M, et al. J Am Chem Soc, 2010, 132: 15410-15417.

[49] Feng L H, Liu L B, Lv F T, et al. Adv Mater, 2014, 26: 3926-3930.

[50] Liu J, Feng G X, Geng J L, et al. ACS Appl Mater Interface, 2013, 5: 4511-4515.

[51] Ogawa K, Chemburu S, Lopez G P, et al. Langmuir, 2007, 23: 4541-4548.

[52] Feng X L, Xu Q L, Liu L B, et al. Langmuir, 2009, 25: 13737-13741.

[53] Pu K Y, Li K, Liu B. Adv Mater, 2010, 22: 643-646.

[54] Pu K Y, Li K, Zhang X, et al. Adv Mater, 2010, 22: 4186-4189.

[55] Sun B, Sun M J, Gu Z, et al. Macromolecules, 2010, 43: 10348-10354.

[56] Parthasarathy A, Ahn H Y, Belfield K D, et al. ACS Appl Mater Interfaces, 2010, 2: 2744-2748.

[57] Chemburu S, Corbitt T S, Ista L K, et al. Langmuir, 2008, 24: 11053-11062.

[58] Giorgetti E, Giusti A, Arias E, et al. Macromol Symp, 2009, 1: 167-173.

[59] Kim M S, Park D H, Cho E H, et al. ACS Nano, 2009, 3: 1329-1334.

[60] Xia B H, Wang X Y, He F, et al. ACS Appl Mater Interface, 2012, 4: 6332-6337.

[61] Chan Y H, Jin Y, Wu C, et al. Chem Commun, 2011, 47: 2820-2822.

[62] Childress E S, Roberts C A, Sherwood D Y, et al. Anal Chem, 2012, 84: 1235-1239.

[63] Yang L, Tan X, Wang Z, et al. Chem Rev, 2015, 115: 7196-7239.

[64] Dong R, Zhou Y, Huang X, et al. Adv Mater, 2015, 27: 498-526.

[65] Nelson T L, O'Sullivan C, Greene N T, et al. J Am Chem Soc, 2006, 128: 5640-5641.

[66] Cingil H E, Storm I M, Yorulmaz Y, et al. J Am Chem Soc, 2015, 137: 9800-9803.

[67] Liu J H, Moo-Young J, McInnis M, et al. Macromolecules, 2014, 47: 705-712.

[68] Li C Y, Li L Y, Cai W W, et al. Adv Mater, 2005, 17: 1198-1202.

[69] Rubio-Magnieto J, Thomas A, Richeter S, et al. Chem Commun, 2013, 49: 5483-5485.

[70] Bai H T, Yuan H X, Nie C Y, et al. Angew Chem Int Ed, 2015, 54: 13208-13213.

[71] Luo Y H, Liu H W, Xi F, et al. J Am Chem Soc, 2003, 125: 6447-6451.

[72] Chan K, Chung C, Yam V. Chem Eur J, 2015, 21: 16434-16447.

[73] Wang F Y, Liu Z, Wang B, et al. Angew Chem Int Ed, 2014, 53: 424-428.

[74] Duan X R, Li Z P, He F, et al. J Am Chem Soc, 2007, 129: 4154-4155.

[75] Wigenius J, Andersson M R, Esbjorner E K, et al. Biochem Bioph Res Co, 2011, 408: 115-119.

[76] Tang Y L, He F, Yu M H, et al. Chem Mater, 2006, 18: 3605-3610.

[77] Qin C J, Cheng Y X, Wang L X, et al. Macromolecules, 2008, 41: 7798-7804.

[78] Zhou C J, Chen N, Yang J, et al. Macromol Rapid Commun, 2012, 33: 688-692.

[79] Feng X L, Liu L B, Wang S, et al. Chem Soc Rev, 2010, 39: 2411-2419.

[80] Duan X R, Liu L B, Feng F D, et al. Acc Chem Res, 2010, 43: 260-270.

[81] Phillips R L, Kim I B, Carson B E, et al. Macromolecules, 2008, 41: 7316-7320.

[82] Wang L H, Pu K Y, Li J, et al. Adv Mater, 2011, 23: 4386-4391.

[83] Traina C A, Bakus R C, Bazan G C. J Am Chem Soc, 2011, 133: 12600-12607.

[84] Li M, Nie C Y, Feng L H, et al. Chem-Asian J, 2014, 9: 3121-3124.

[85] Wosnick J H, Mello C M, Swager T M. J Am Chem Soc, 2005, 127: 3400-3405.

[86] Feng X L, Tang Y L, Duan X R, et al. J Mater Chem, 2010, 20: 1312-1316.

[87] Zheng J, Swager T M. Macromolecules, 2006, 39: 6781-6783.

[88] Kim I B, Shin H, Garcia A J, et al. Bioconjugate Chem, 2007, 18: 815-820.

[89] Wen Q S, Zhu C L, Liu L B, et al. Macromol Chem Phys, 2012, 213: 2486-2491.

[90] Xue C H, Luo F T, Liu H Y. Macromolecules, 2007, 40: 6863-6870.

[91] Xue C H, Donuru V R R, Liu H Y. Macromolecules, 2006, 39: 5747-5752.

[92] Wang B, Zhu C L, Liu L B, et al. Polym Chem, 2013, 4: 5212-5215.

[93] Xing C F, Yang G M, Liu L B, et al. Small, 2012, 8: 525-529.

[94] Fan H L, Zhang T, Lv S W, et al. J Mater Chem, 2010, 20: 10901-10907.

[95] Hu R, Yuan H X, Wang B, et al. ACS Appl Mater Interfaces, 2014, 6: 11823-11828.

[96] Tang H W, Xing C F, Liu L B, et al. Small, 2011, 7: 1464-1470.

[97] Ding D, Li K, Zhu Z S, et al. Nanoscale, 2011, 3: 1997-2002.

[98] Vanveller B, Swager T M. Chem Commun, 2010, 46: 5761-5763.

第**3**章

生物传感机理

共轭聚合物由于其独特的光电性质,在生物和化学传感器方面可用作信号传导体,将检测信号进行放大,具有光学信号倍增效应,因此极大地提高了检测灵敏性和检测限。在生物和化学传感器中,共轭聚合物与被检测底物通过非特异性相互作用(如静电相互作用、疏水性相互作用)结合形成配合物,或通过特异性相互作用(如生物素-链霉亲和素特异性识别)结合形成配合物;通过荧光共振能量转移、电子转移或底物诱导的构型变化这几种传感机制,借助荧光光谱仪或紫外光谱仪,甚至仅凭肉眼就可观测到探针分子与目标底物分子的相互作用。在传感器中引入共轭聚合物,提高了检测灵敏度,而且使操作更加方便、简单。

3.1 荧光共振能量转移

荧光共振能量转移(FRET)是指非辐射能量从光激发的给体分子通过偶极-偶极相互作用转移到邻近受体分子的过程[1,2]。Förster 首先研究了该过程,如式(3-1)所示,能量转移效率(E)与 $1/R^6$ 和重叠积分(J)成正比。其中,Q_D 是给体的量子效率,κ 是偶极取向因子(设为 2/3);J 是重叠积分;η 是介质的折射率;R_0 是 Förster 距离;R 是给体和受体的平均距离;I_{DA} 是受体存在时,给体的荧光强度;I_D 是只有给体时,其荧光强度。

$$E = \frac{R_0^6}{R_0^6 + R^6} = 1 - \frac{I_{DA}}{I_D} \tag{3-1}$$

其中,$R_0^6 = \left(8.785 \times 10^{-5}\right)\kappa^2 Q_D J \eta^{-4}$。

从式(3-1)可得知,发生 FRET 必须同时满足三个条件:首先,给体分子的发射光谱与受体分子的吸收光谱需要有一定程度的重叠;其次,给体分子与受体分子之间的距离(R)必须在一定的范围内;最后,给体分子与受体分子之间的偶极取向因子(κ)必须合适,也就是给体与受体之间偶极矢量的相对方向必须一致[3]。

在小分子体系中，人们常利用 FRET 机制来检测目标分子。自从共轭聚合物作为信号传导体被引入传感器的研究中，FRET 机理作为常用的技术手段，广泛应用在生物和化学传感器的研究中[4-8]。科研工作者利用 FRET 机制来检测 DNA、RNA、蛋白质。

人们还考察了在生物传感器中影响 FRET 效率的几个因素：荧光能量受体的选择、溶剂的极性、共轭聚合物的重复单元数(RU)和侧链的长度等。Wang 等[9]研究了共轭聚合物重复单元数和 FRET 效率之间的关系，对于聚合物 **1a~1c**(图 3-1)，发现随着 RU 值的增大，FRET 效率也增加。另据文献[10]报道，对于分子内的能量传递，共轭聚合物的有效共轭重复单元数为 6~8 个。

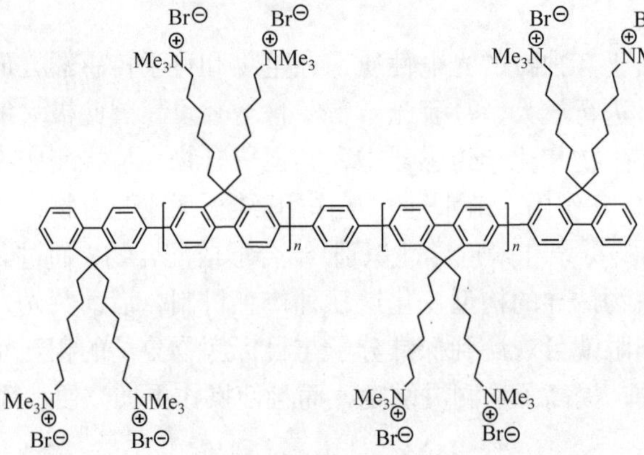

1a $n=0$
1b $n=1$
1c $n=2$

图 3-1　聚合物 **1a~1c** 分子结构图

Liu 等[11]通过实验发现，在水中，带较长侧链的寡聚物有较好的能量转移效率和较高的 Stern-Volmer 猝灭常数(K_{sv})；在甲醇中，带较短侧链的寡聚物能量转移效率差别不大，但有较高的 K_{sv}。可能的解释是共轭聚合物侧链随着链长的增加则疏水性增加，在水中，共轭聚合物与 ssDNA-C* 由于疏水相互作用而更加接近，K_{sv} 增大，能量转移效率也增加；在甲醇中，疏水性作用减小，侧链较短，则给体共轭聚合物与受体 ssDNA-C* 之间的距离缩短，FRET 效率较高，K_{sv} 也随着增加。在水和甲醇中分子间相互结合如图 3-2 所示。

发光聚合物的光、电性质受分子结构和超分子组装的控制[12]。研究者们为优化光电器件使用中分子链间的排列，广泛研究了发光聚合物在有机溶剂中的聚集现象[13-15]。了解它们在溶液中的聚集情况，可以阐明借助共轭聚合物传递光电信号的原理。2004 年，Wang 等[16]报道了溶剂的极性对 FRET 的影响；在水溶液中，随着 THF 加入量的不同，水溶性发光聚合物呈现不同的聚集倾向，并研究了这些不同聚集倾向对 FRET 的影响。实验表明，当 THF/H_2O = 60∶40 (体积比)时，共

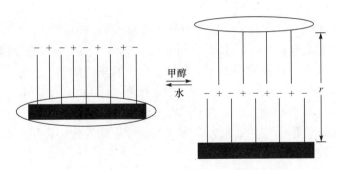

图 3-2　聚合物在甲醇、水中自组装示意图

轭聚合物荧光强度最大；当 THF > 80%，强度下降；当 THF 在 30%~80%，共轭聚合物最大发射波长蓝移到 414 nm；当 THF/H_2O=90∶10(体积比)时，最大发射波长红移到 423 nm。这些结果表明共轭聚合物存在两种不同的聚集态(图 3-3)。在水溶液中，类似于胶束的结构，共轭聚合物的聚集受分子链间的疏水性相互作用主导，侧链中的正电荷朝向外部水溶液[图 3-3(b)]，由于 π-π 相互作用导致自猝灭而降低了荧光发射强度，当加入德克萨斯红(TR)染料标记的 DNA 时，虽然发生能量转移，但 FRET 效率不高；加入 THF 则破坏了这种聚集态，分子链间的堆

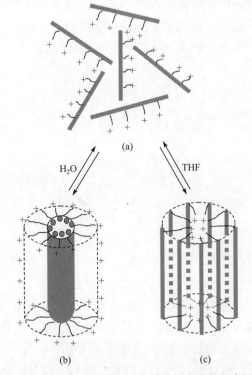

图 3-3　聚合物在不同极性溶剂中的自组装示意图

积减少则自猝灭减少，荧光量子效率增强，当加入 TR 标记的 DNA 时，发生能量转移，且 FRET 效率较高；当 THF 含量超过 80%时，由于静电相互作用占主导，共轭聚合物形成了一种新的聚集态，类似于反向胶束的结构，正电荷朝向内部，主链朝向外部溶液［图 3-3(c)］，由于π-π相互作用导致自猝灭而降低了荧光发射强度，当加入 TR 标记的 DNA 时，由于共轭聚合物与 DNA 之间的静电作用非常弱，几乎不发生能量转移。这些结果表明溶剂的极性影响发光聚合物的聚集态，进一步影响 FRET 效率。

3.2 电子转移

光诱导的电子转移(PET)即光诱导的给体电子转移到受体上，此过程同样是受给受体距离控制的过程，目前这一机理已广泛应用于传感体系的研究中[17]。图 3-4 是 FRET 和 PET 两个过程的简单示意图[18]，其中图 3-4(a)是 FRET 的示意图，当受体的 HOMO、LUMO 能级在给体的轨道能级之间时，激发给体，就会发生从给体到受体的能量转移；相反，当受体的能级不在给体轨道能级之间时，如图 3-4(b)所示，激发给体可能发生 PET，受体激发后将导致类似的电荷分离状态，并伴随着空穴迁移到给体。但图 3-4 只是一个简化的示意图，没有考虑激子结合能、分子间电荷转移能等，因此不适用于中间态的情况[19-21]。

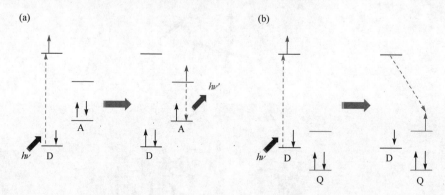

图 3-4 光诱导的能量转移(a)和电子转移(b)示意图

D. 给体；A. 受体；Q. 猝灭剂

在 FRET 过程中，通常会伴随着 PET 过程，而且在 FRET 过程中的 PET 会降低染料分子的信号强度从而降低体系的灵敏度。Bazan 小组将与水溶性芴单体共聚的苯的侧链分别连接上给电子基团—OMe 和吸电子基团—F 得到了阳离子水溶性聚合物 **2** 和 **3**，然后通过研究聚合物 PFP、**2** 和 **3** 分别与标记在 DNA 上的荧光

素 (Fl) 以及染料 TR 之间的能量转移分析了 PET 过程对 FRET 的影响[22]。循环伏安法检测结果表明侧链的—F 基团能够降低聚合物的能级而—OMe 使能级增强。Fl 的 HOMO 能级 (–5.9 eV) 比聚合物 PFP (–5.6 eV) 和 **2** (–5.4 eV) 的低，因此，PET 过程在 PFP/ssDNA-Fl 和 **2**/ssDNA-Fl 体系中发生，而—F 基团修饰的聚合物 **3** 中的 HOMO 能级为–5.8 eV，PET 过程影响很小，聚合物 **3** 和 Fl 的能量转移效率最强，**3**/ssDNA-Fl 体系得到的 Fl 的荧光强度是 PFP/ssDNA-Fl 的 2 倍，是 **2**/ssDNA-Fl 的 10 倍以上；另外，由于 TR 的能级在三种聚合物的轨道能级之间，因此，三个体系的荧光变化只受一些外界环境的影响，变化较小。

3.3　其他机理

　　能量转移和电子转移是共轭聚合物荧光猝灭的两种最常用的机理[23]，假如分析物不遵循这两种直接猝灭机理则被称为非猝灭分析物[24,25]。事实上，非猝灭分析物可以通过静电或疏水作用诱导聚合物聚集而发生间接的自猝灭过程[26]，这一过程通常发生在激发态分子 M* 和同类型的基态分子 M 之间[27]。许多研究组利用合成的末端为糖的共轭聚合物基于这种聚集自猝灭原理实现了对凝集素及细菌的检测[28-32]。此外，分析物诱导的聚集还能够增多激子的迁移路径，从而增大了共轭聚合物激子的传输特性[33-36]。例如，在聚合物溶解良好的稀溶液中，激子只能在孤立的主链上做一维运动；但如果邻近的聚合物互相聚集，那么激子就可以在交错的聚合物网络上做三维运动[33]，从而更容易找到特定的结合位点，完成识别事件。在发生荧光猝灭的时候，能量还可能转移到能发射荧光的共轭聚合物的低能位点上，从而增强缺陷或掺杂等低能位点的荧光发射[37]。

　　Bazan 小组基于共轭聚合物 **4** 利用聚集诱导的向低能位点的能量转移原理构建了 DNA 检测平台[38,39]。阳离子聚合物 **4** 中含有少量的 (1%～7%) 苯并噻唑 (BT)，随着 DNA 浓度的增加，聚合物与 DNA 的复合程度也随之增加，相应地增大了共轭聚合物的链间接触，从而有利于能量从高能态蓝光发射的芴部分转移到低能态绿光发射的苯并噻唑部分，实现了对 DNA 的精确分析。运用相同的原理，Swager 等基于含有激子捕获(蒽)部分的聚对苯撑乙炔衍生物实现了对多胺小分子的检测[40]。

利用底物诱导的聚合物构象变化也可以检测目标分子。当聚噻吩衍生物在溶液中的状态不同时，它可以呈现不同的吸收及发射光谱，这种光谱的变化是由聚合物骨架构象的变化(由平面到非平面或由非平面到平面)引起的。当聚合物的骨架发生构象变化时，π 电子的重叠也会相应改变，最终结果是影响了聚合物有效的共轭长度，因此，平面构象对应于较高的共轭长度而非平面构象则对应于较低的共轭长度，直观表现为聚合物吸收或发射光谱的变化[41,42]。

Leclerc 小组研究发现水溶性聚噻吩 **5** 在溶液中单独存在时，最大吸收在 397 nm 处，溶液为黄色，这时聚噻吩分子呈非平面构象；当加入 ssDNA 后，聚合物 **5** 与 ssDNA 通过静电作用形成复合物，ssDNA 诱使 **5** 的有效共轭长度增加，聚合物链平面化增强，这时聚噻吩呈红色，最大吸收波长红移到 527 nm 处；当加入探针 ssDNA 匹配的 DNA 时，它们可以杂化成双螺旋结构，这时的聚噻吩共轭程度减弱，平面化降低，因此最大吸收波长蓝移到 421nm 处，溶液又变为黄色，利用该体系他们实现了碱基错配 DNA 的检测[43]。

底物诱导的识别机制实现目标分子检测的操作简单，无需底物标记，直观可视，为传感体系的研究提供了一种新的思路和方法。

参 考 文 献

[1] Forster T. Discuss Faraday Soc, 1959, 27: 7-17.

[2] Clapp A R, Medintz I L, Mauro J M, et al. J Am Chem Soc, 2004, 126: 301-310.

[3] Liu B, Bazan G C. J Am Chem Soc, 2006, 128: 1188-1196.

[4] Zhou Q, Swager T M. J Am Chem Soc, 1995, 117: 12593-12602.

[5] Zhou Q, Swager T M. J Am Chem Soc, 1995, 117: 7017-7018.

[6] Allain C, Monchaud D, Teulade-Fichou M P. J Am Chem Soc, 2006, 128: 11890-11893.

[7] Ono A, Togashi H. Angew Chem Int Ed, 2004, 43: 4300-4302.

[8] Xu Q H, Wang S, Korystov D, et al. Proc Natl Acad Sci USA, 2005, 102: 530-535.

[9] Wang S, Liu B, Gaylord B S, et al. Adv Funct Mater, 2003, 13: 463-467.

[10] Müllen K, Wegner G. Electronic Materials: The Oligomer Approach. Weinheim: Wiley-VCH, 1998.

[11] Liu B, Wang S, Bazan G C, et al. J Am Chem Soc, 2003, 125: 13306-13307.

[12] Kim J. Pure Appl Chem, 2002, 74: 2031-2044.

[13] Nguyen T Q, Doan V, Schwartz B J. J Chem Phys, 1999, 110: 4068-4078.

[14] Goto H, Okamoto Y, Yashima E. Macromolecules, 2002, 35: 4590-4601.

[15] Menon A, Galvin M, Walz K A, et al. Synth Met, 2004, 141: 197-202.

[16] Wang S, Bazan G C. Chem Commun, 2004, 21: 2508-2509.

[17] Lee D, Swager T. Synlett, 2004, 1:149-154.

[18] Cornil J, Lemaur V, Steel M, et al//Sun S, Sariciftci N. Organic Photovoltaics. Boca Raton: Taylor and Francis, 2005: 161.

[19] Liu B, Bazan G. J Am Chem Soc, 2005, 127: 373-383.

[20] Trammell S, Seferos D, Moore M, et al. Langmuir, 2007, 23: 942-948.

[21] Shao Y, Bazan G C, Heeger A L. Adv Mater, 2007, 19: 365-370.

[22] Liu B, Bazan G C. J Am Chem Soc, 2006, 128: 1188-1196.

[23] Liu M, Kaur P, Waldeck D, et al. Langmuir, 2005, 21: 1687-1690.

[24] Lissi E, Abiuin E//Christian S, Scamehorn J. Solubilization in Surfactant Aggregates. New York: Marcel Dekker, 1995: 297-332.

[25] Lee J, Carraway E, Hur J, et al. J Photochem Photobiol A, 2007, 185: 57-61.

[26] Kim J, McQuade D, McHugh S, et al. Angew Chem Int Ed, 2000, 112: 4026-4030.

[27] Turro N. Modern Molecular Photochemistry. Sausalito: University Science Books, 1991.

[28] Xue C, Donuru V, Liu H. Macromolecules, 2006, 39: 5747-5752.

[29] Xue C, Jog S, Murthy P, et al. Biomacromolecules, 2006, 7: 2470-2474.

[30] Lavigne J, Broughton D, Wilson J, et al. Macromolecules, 2003, 36: 7409-7412.

[31] Kim I, Wilson J, Bunz U. Chem Commun, 2005, 10: 1273-1275.

[32] Phillips R, Kim I, Tolbert L, et al. J Am Chem Soc, 2008, 130: 6952-6954.

[33] Levitsky I, Kim J, Swager T. J Am Chem Soc, 1999, 121: 1466-1472.

[34] Hennebicq E, Pourtois G, Scholes G, et al. J Am Chem Soc, 2005, 127: 4744-4762.

[35] Tan C, Pinto M, Schanze K. Chem Commun, 2002, 5: 446-447.

[36] Jiang H, Zhao X, Schanze K. Langmuir, 2006, 22: 5541-5543.

[37] Satrijo A, Kooi S, Swager T. Macromolecules, 2007, 40: 8833-8841.

[38] Liu B, Bazan G C. J Am Chem Soc, 2004, 126: 1942-1943.

[39] Hong J, Hemme W, Keller G, et al. Adv Mater, 2006, 18: 878-882.

[40] Satrijo A, Swager T. J Am Chem Soc, 2007, 129: 16020-16028.

[41] Leclerc M, Dufresne G, Blondin P, et al. Synth Met, 2001, 119: 45-48.

[42] Nilsson K, Andersson M, Inganas O. J Phys Condens Matter, 2002, 14: 10011-10020.

[43] Ho H, Boissinot M, Bergeron M, et al. Angew Chem Int Ed, 2002, 41: 1548-1551.

第 4 章

DNA 检测

4.1　DNA 检测的意义

DNA 是构成生命的最重要的大分子之一，存在于所有的生物有机体中，是染色体的主要化学成分，同时也是组成基因的主要材料。自从 1944 年，Avery 等以肺炎球菌转化实验证明了 DNA 是生命体的遗传物质后[1]，DNA 的研究得到了广泛的关注。经过几十年的发展，DNA 的研究在生命科学的各个领域发挥着重要的作用，特别是 1953 年 Watson 和 Crick 提出的 DNA 双螺旋模型为现代分子生物学奠定了坚实的基础，为生物学、生物化学和遗传学等的研究开辟了新的研究方向，大大推进了 DNA 的研究进展，从基础的 DNA 复制、DNA 转录、蛋白质合成到现在复杂的基因工程、酶工程、发酵工程、蛋白质工程等，DNA 的研究越来越显示出其在生命科学中的重要作用[2]。

DNA 分子具有许多重要的功能，如储存物种的遗传信息、编码和设计生物有机体在一定的时空中有序地转录基因和表达蛋白质以完成定向发育的程序、初步确定生物独有的性状和个性以及和环境相互作用时所有的应激反应等。这些重要的功能主要由 DNA 的碱基序列决定，因此，20 世纪 80 年代 "人类基因组计划" (HGP) 被提出并迅速得到发展。2000 年，参加 HGP 的各国科学家共同宣布完整地测出了人类 22 对染色体基因组 30 亿 bp 的全序列，标志着生命科学进入了后基因组时代。基因 DNA 分子序列中的微小变化会导致基因突变或多态性，其多态性在疾病的易感性与抗性方面存在差别，并可能导致遗传变异或各种疾病的出现[3-5]。后基因组时代的主要任务之一就是了解基因组的功能及研究基因多态性，了解人类的一些重大疾病，如恶性肿瘤、先天性与获得性免疫缺陷病等与基因的关系，以期指导这些疾病的预防、早期诊断和药物设计等，希望人类疾病研究将因对 DNA 的详细了解而得到巨大推动。为了实现这一伟大目标，首先需要发展快速、高效、高通量基因表达分析方法。另外，快速、高效、灵敏和均相的 DNA 检测方法对于医学诊断、疾病机理研究、药物传递检测以及法医检测等领域也具有重要意义[6-8]。

在 DNA 分析中，除了对基因突变和多态性的分析，对 DNA 特殊构象的识别也具有重要意义。Watson 和 Crick 提出的 B-DNA 双螺旋模型揭示了双链 DNA 分子的二级结构[9]。但是，随着核酸化学研究的发展，研究者们发现在生物体内，DNA 分子不仅能形成 B-DNA 双螺旋结构，而且存在许多特殊的构象，如左手螺旋的 Z-DNA、发夹结构 DNA、十字 DNA、三链 DNA、G 四链体 DNA 等[2]。这些特殊构象虽然在体内含量很少，但是与某些重要的疾病可能有着非常重要的联系。例如，有研究者发现 DNA 三链体结构可形成于许多重要的生理过程中，并可以抑制基因转录过程，用于治疗一些遗传性疾病[10]；而且 DNA 的 G 四链体构象还被发现是广泛存在于人体端粒末端的一种重要的构象，对于癌症标志物端粒酶的活性具有很强的抑制作用[11]；近期还有研究者发现 Z-DNA 被送入细菌细胞后会引起核酸的剔除或增加，其能为一些不明原因的疾病的发生提供重要线索[12]。另外，现在研究者通过指数富集的配体系统进化(SELEX)技术筛选出许多可以特异结合生物分子并可形成特殊结构的单链 DNA，称为适配体(aptamer)，并且发现这种适配体的结构对于生物研究具有重要意义[13]。因此，发展 DNA 构象识别的体系对于人类认识并利用这些特殊构象具有重要意义，对于一些重要疾病的研究也有巨大的推动作用。另外，利用这些特殊构象的识别，研究者还可以设计高效的 DNA 检测体系和 DNA 分子机器等[14-18]。

4.2　利用荧光分析法检测 DNA

传统的 DNA 检测方法主要是先进行放射性同位素标记[19]，然后通过放射自显影进行测定。这种方法在实验过程中需要使用放射性同位素，具有一定危害性。因此，20 世纪 80 年代以后，表面等离激元共振(SPR)法[20]、电化学方法[21-25]、光学方法[26-72]等新的方法被提出并逐渐取代了同位素标记法用于 DNA 杂交检测，其中光学方法由于具有灵敏度高、检测快速、操作简单等优点，更是引起了研究者广泛的关注。对于 DNA 的检测，常用的光学方法有比色法[26-30]、化学发光法[31-36]、荧光分析法等。荧光分析法具有很高的灵敏度，而且对周围环境的变化敏感，在 DNA 检测体系中被广泛应用。本节将主要对利用荧光分析法检测 DNA 的序列特异性和碱基错配的研究进行简单的介绍。对于 DNA 的序列分析，检测体系需要具有高选择性，能够准确、高灵敏地识别 DNA 碱基错配。根据 Watson-Crick 模型，DNA 双链的形成需要遵循一定的碱基配对原则，具有高特异性。因此，利用 DNA 杂交技术进行 DNA 检测的方法成为主要检测手段。通过 DNA 杂交后引起的荧光信号的变化可以非常准确、灵敏地对 DNA 链进行分析。

4.2.1 利用荧光强度的变化检测 DNA

根据荧光强度的变化检测目标分子是目前大部分荧光检测体系的主要检测方法。荧光强度发生变化检测 DNA 的机理主要有三种：①染料分子结合目标 DNA 后引起荧光强度变化；②目标 DNA 结合后诱发或抑制染料和猝灭剂的光诱导电子转移（PET）从而引起荧光强度变化；③目标 DNA 结合后诱发或抑制 FRET 过程引起荧光强度变化。

最简单的用于 DNA 杂交分析的荧光分析方法是基于第一种机理的方法。主要是利用荧光染料对双链 DNA 的特异结合作用[37-54]，以及结合双链 DNA 前后染料的荧光量子效率的变化。利用结合双链 DNA 后染料荧光强度的增强[37-51]或猝灭[52-54]就可以直接对 DNA 的杂交进行检测。可以与 DNA 发生特异结合的荧光染料有金属离子络合物和有机小分子化合物等。金属离子络合物嵌入剂主要是一类稀土金属的络合物[37-39]，配体化合物主要为 1,10-邻菲咯啉（phen）和 2,2′-双吡啶（bpy），形成复合物如[M(phen)$_3$]$^{n+}$或[M(bpy)$_3$]$^{n+}$（M =金属离子，如 Cr、Fe、Co、Ru、Rh 等）。作为 DNA 嵌入剂的有机小分子化合物主要是一类多环芳香族小分子，如吖啶类小分子、菲啶类小分子、花青类小分子、荧光素类和罗丹明类小分子以及噻嗪类小分子等[40-54]。这些分子都具有平面结构而且带有正电荷，它们与双链 DNA 的特异结合主要通过两种方式，第一种是与 DNA 沟槽相互作用，第二种是嵌入作用。但是这种直接利用 DNA 嵌入剂荧光改变识别 DNA 序列的方法选择性较差，因此荧光标记法得到发展。荧光标记法是将荧光染料共价连接在 DNA 链上，然后通过荧光染料的荧光性质的变化对 DNA 的杂交进行检测。最简单的方法是直接利用标记的单个荧光染料在杂交前后荧光性质的变化，其中染料分子可以被标记在 DNA 链的末端（5′端或 3′端）[55,56]或核苷[57-59]上。例如，Borton 小组将 DNA 嵌入剂 Ru(bpy)$_2$dppz^{2+} [dppz = 吡啶吩嗪（dipyrido[3,2:a-2′,3′:c] phenazine）共价连接在单链 DNA 末端，通过 Ru(bpy)$_2$dppz^{2+}嵌入双链 DNA 后疏水作用引起的荧光强度增强的性质，实现了 DNA 的选择性检测[55]。

2002 年，加拿大 Leclerc 研究组报道了一种无标记的 DNA 检测法，以水溶性阳离子聚噻吩衍生物为探针，通过底物诱导的聚合物构象变化，根据聚噻吩溶液的颜色变化和紫外吸收的不同，灵敏地检测 DNA，该方法的检测机理如图 4-1 所示[73]。这种方法简单、快速，不需要探针标记。利用这种方法还可以区别单碱基错配的情况[74]。在此基础上，Leclerc 研究组对该体系进行了改进，发展了另外一种传感器，可以检测到几百个分子的 DNA，还可以检测不同长度的核酸分子，包括肺炎病毒 RNA 基因组中的一个片段[75,76]。

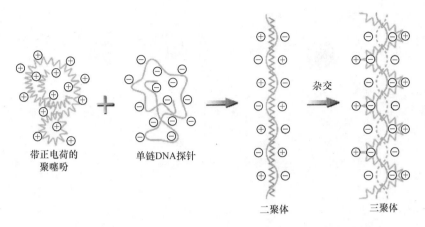

带正电荷的　　　　　单链DNA探针　　　　　　　　二聚体　　　　　　　三聚体
聚噻吩

图 4-1　聚噻吩与 ssDNA 及 dsDNA 的自组装示意图

2003 年，Nilsson 等[77]报道了一种具有高度序列特异选择性的 DNA 杂化检测方法，该方法中的光传感元素是一种两性的水溶性聚噻吩衍生物(POWT)。POWT 具有氨基酸基团侧链，随着 pH 的变化，侧链所带电荷也发生变化。在 POWT 溶液中加入 ssDNA，则诱导聚合物链间发生聚集，使聚合物骨架平面化，荧光最大发射峰红移且荧光强度降低；加入配对的 ssDNA 后，荧光发射发生蓝移且强度增加。这种方法甚至能在室温下检测单碱基错配，检测限是 10^{-11} mol/L。聚合物沉积到玻璃表面上，同样可以实现 DNA 的检测，这为基于芯片技术的 DNA 检测提供了一种新的方法。

另外，基于第二种 PET 机理的方法也被广泛研究，一类重要的用于 PET 原理检测 DNA 的材料是纳米粒子，如纳米 Au 和纳米 Ag，主要是由于纳米粒子具有很强的得电子能力，从而可以通过 PET 过程猝灭染料的荧光。Nie 小组在实验中发现由于表面增强拉曼散射效应，荧光染料在纳米 Au 和纳米 Ag 表面会发生可逆吸附或解吸现象，从而可以调控染料的荧光[78,79]。利用这一原理，他们将荧光标记的 DNA 连接到胶体 Au 纳米粒子表面设计了高灵敏度的 DNA 检测体系(图 4-2)[80]。在体系中标记的荧光染料被吸附到胶体 Au 纳米粒子表面，自发形成特殊的环形结构，同时荧光染料的荧光被胶体 Au 猝灭；而 DNA 杂化后胶体 Au 纳米粒子主动解吸释放荧光素，荧光恢复。利用这一体系，可以实现高灵敏度和高选择性的 DNA 检测。

2002 年，Whitten 小组提出了一种新的检测体系，将发光聚合物材料固定在微球表面，实现了对炭疽热病毒相关序列的检测[81,82]。所用的发光聚合物是聚对苯撑乙炔(PPE)和生物素衍生化的聚对苯撑乙炔(PPE-B)。PPE 是典型的导电高分子材料，同时也是良好的荧光材料。PPE 可通过自组装或共价键合的方式连接到聚苯乙烯微球表面，同时仍保持了荧光特性和超猝灭能力。实验所选用的聚苯乙烯微球

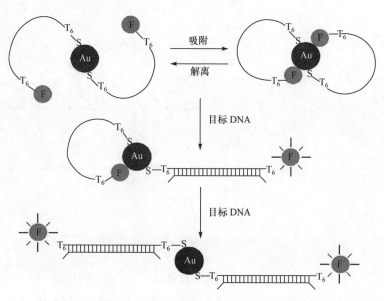

图 4-2 利用胶体 Au 纳米粒子诱导的特殊"分子信标"检测 DNA 的示意图[80]

表面用链霉亲和素预先处理后,再将生物素衍生化的生物分子探针 ALF-Capture 和聚合物连接在微球表面,当加入带有猝灭剂的靶基因 DNA-QTL,就产生了超猝灭现象[图 4-3(a)];当加入目标检测物 ALF-Target 之后,再加入 DNA-QTL,由于 ALF-Target 和 DNA-QTL 与生物分子探针的结合存在竞争,荧光猝灭程度减弱[图 4-3(b)],并且减弱的程度与 ALF-Target 的加入量有关,因此可定量地检测 ALF-Target;类似地,先在溶液中加入 ALF-Target、ALF-Capture 和固定量的 DNA-QTL,使 ALF-Target 和 DNA-QTL 与 ALF-Capture 竞争结合,再加入聚苯乙烯微球,荧光猝灭的程度仍依赖于 ALF-Target 的加入量[图 4-3(c)]。实验表明,该方法可简捷、快速、灵敏地检测 DNA。后来,Schanze 小组在此基础上将检测方法进行了改进,利用荧光超猝灭和 PNA 探针,获得了一种灵敏的且选择性高的 DNA 检测方法,并利用该方法实现了对单碱基错配的检测[83]。

还有一种更加简单、快速并且可实现 DNA 均相杂交的基于荧光强度变化的分析方法是基于 FRET 的方法。这种基于 FRET 的体系,具有快速、操作简单和灵敏度高等优点,在生物分析实验中被广泛应用。FRET 主要是通过调节受体和给体之间的距离,来调节能量转移信号[84],当受体分子为不发荧光的基团时,表现出给体的荧光强度猝灭。最早的 DNA 检测体系中,FRET 的调节主要有如图 4-4 所示的三种基本方式[85]。

1996 年,Tyagi 等[86]设计了一种特殊的 DAN 探针"分子信标",大大促进了基于 FRET 的 DNA 杂交分析方法的发展。他们设计的分子信标主要是在发夹结构 DNA 的两端分别标记上荧光基团和荧光猝灭基团,当没有目标 DNA 时,荧光基

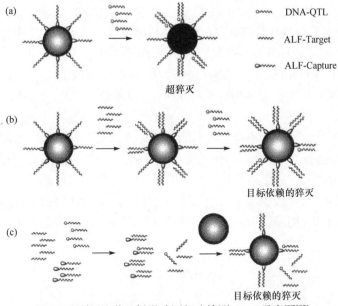

图 4-3　利用聚苯乙烯微球固相法检测 DNA 示意图[82]

(a)超猝灭检测；(b)微球表面竞争检测；(c)溶液相竞争检测

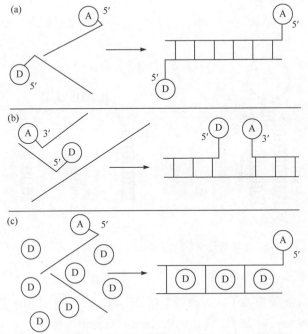

图 4-4　基于 FRET 方法检测 DNA 的三种基本方式[85]

(a)给体、受体均共价连接至互补 DNA 5′端；(b)给体共价连接至 DNA 5′端，
受体共价连接至 DNA 3′端；(c)DNA 嵌入染料为给体，受体共价连接至 DNA 5′端

团和荧光猝灭基团相互靠近，FRET 发生，分子信标的荧光被猝灭；而加入目标 DNA 后，分子信标的环状部分与目标 DNA 特异结合迫使发夹结构打开而使荧光恢复。通过设计不同的环状部分就可以实现不同序列的 DNA 检测。利用设计的分子信标，Tyagi 等[87]很快发展了基于分子信标的 DNA 检测体系。这种体系可以实现 DNA 的实时检测，无须标记目标 DNA，灵敏快速而且可以实现单碱基错配检测。

在此基础上，利用分子信标体系的高选择性，基于分子信标的荧光强度变化在均相溶液中进行 DNA 分析的体系被大量报道。其中，通过研究者设计，许多巧妙的高效检测 DNA 杂交的体系产生。例如，Li 研究小组报道了一种三重的分子信标体系(图 4-5)，在该体系中不需要标记分子信标，大大降低了成本，使得检测体系的变动性显著拓展，同时证明了这种三重的分子信标体系同样具有很高的选择性[88]。

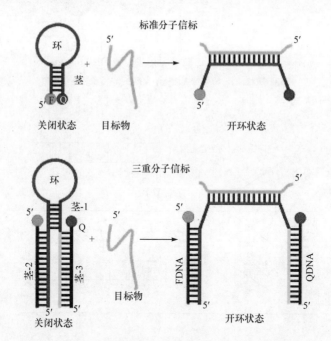

图 4-5　三重的分子信标体系检测 DNA 杂交的示意图[88]

F. 荧光素标记的脱氧核糖核酸(FDNA)；Q. 荧光猝灭基团标记的脱氧核糖核酸(QDNA)

2005 年，Mao 等报道了一种改进方法(图 4-6)，他们将 DNA 替换方法和特殊的脱氧核酶(DNAzyme)结合，利用 DNAzyme 对分子信标的特异切除作用，实现了对目标 DNA 的高灵敏度检测，这种方法同样不需要标记目标 DNA，检测限可达到 10 pmol/L[89]。

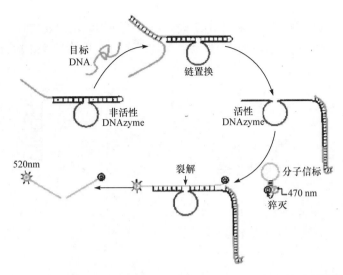

图 4-6　利用 DNAzyme 和分子信标体系检测 DNA 杂交的示意图[89]

　　另外，利用分子信标体系也可以设计灵敏的无标记 DNA 微阵列。Tan 小组首先利用生物素-亲和素之间强的相互作用，将分子信标连接在硅表面[图 4-7(a)]和光纤表面，实现了在固体表面 DNA 的选择性检测，检测限达到 n mol/L 级[90,91]。在此基础上，通过检测隐失波诱导的荧光光谱，他们还实现了单分子水平的 DNA 杂交检测[92]。另外，Brown 等[93]也对该研究进行了探讨，他们将分子信标共价连接在玻璃球表面，同样实现了 DNA 的灵敏检测。同时，Lu 小组也通过将分子信标共价连接在琼脂糖表面，用于设计无标记的 DNA 微阵列[94]。最近，Miller 等通过将分子信标标记在金基底上，得到了一种"点亮"(turn-on)的 DNA 微阵列，提高了阵列的灵敏度[图 4-7(b)][95]。

　　在荧光猝灭体系中，荧光染料的光漂白成为限制体系灵敏度和重复利用率的主要问题。Tan 小组报道的一种利用纳米硅粒子包覆荧光染料的新方法很好地解决了这一问题(图 4-8)[96]。他们利用纳米硅粒子包覆荧光染料分子,每个直径为2～100 nm 的纳米硅粒子中包含 100～200 个荧光染料分子，与单个标记相比，这种粒子的发光强度大大增强，可以减少氧气的氧化，而且纳米硅表面更利于生物分子的连接。利用这一方法，检测灵敏度达到了 0.8 fmol/L，而且通过纳米硅表面修饰的方法减少了非特异性结合，提高了体系的选择性。

　　Leclerc 等通过设计蓝光 LED、标记 DNA 等方法提高检测的灵敏度[97-99]。2006年，他们报道了检测特定序列 DNA 的生物芯片，如图 4-9 所示[100]。荧光素 Cy3标记的探针 DNA 和聚噻吩形成双链体，在水溶液中聚集，然后通过 DNA 上的氨基共价连接到玻璃片上，荧光很弱。当加入完全匹配的 DNA，DNA 杂化后与双链体形成三链体结构，发生聚噻吩向 Cy3 的强烈 FRET，荧光增强；如果加入单碱基错配的 DNA，荧光强度仍然很弱。最低浓度可以检测到 5×10^{-16} mol/L。

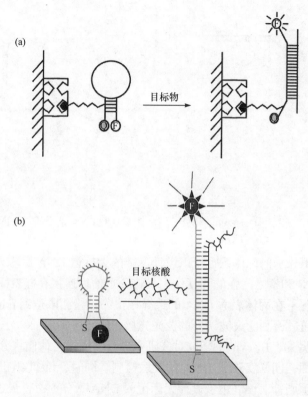

图 4-7　基于分子信标的固相检测体系原理图[90,95]

(a)硅表面固定分子信标检测 DNA；(b)金表面固定分子信标检测 DNA，S 表示巯基，巯基与金结合形成金硫键

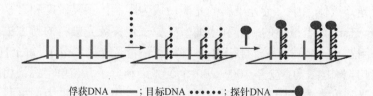

俘获DNA ——；目标DNA ……；探针DNA ●

图 4-8　利用纳米硅粒子包覆荧光染料分子提高检测灵敏度的原理图[96]

　　Wang 课题组利用阳离子水溶性共轭聚合物 PFP 对 DNA 的构象变化进行了研究[101]。如图 4-10 所示，首先用 K⁺来获得荧光素标记的 G 四联体(G4)结构，PFP 与 G4 结构之间的静电相互作用使得能发生从 PFP 到荧光素的有效的 FRET，由于 DNA 嵌入剂溴乙啶(EB)只能嵌入双链结构而不能嵌入 G4 结构，因此，当激发

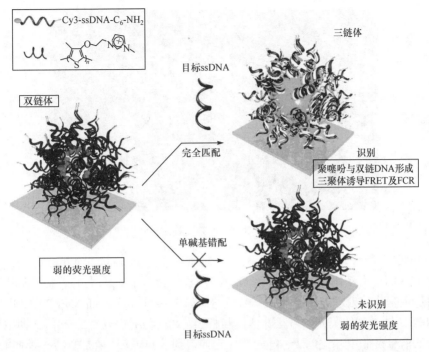

图 4-9　基于聚噻吩和 Cy3 标记探针 DNA 的生物芯片进行 DNA 检测示意图[100]

PFP 时，只能观察到荧光素强烈的荧光，而此时 EB 的荧光基本上观察不到。当加入与 G4 结构序列互补的 DNA 时，G4 结构构象发生变化形成更稳定的双链结构，此时 EB 能够有效地嵌入进去。在这种情况下，当激发 PFP 时，发生了两步能量转移，即能量首先从 PFP 传递给荧光素（FRET-1），荧光素接收能量后又进一步把它传递给 EB（FRET-2）。由于 PFP 与 EB 之间没有有效的光谱重叠积分，不能直接发生从 PFP 到 EB 的 FRET。因此我们可以通过直接观测 EB 的荧光信号监测 DNA 的构象转变过程，这一结果也得到了圆二色（CD）光谱数据的支持。

2008 年，Wang 课题组报道了一种灵敏度高、操作简单、免标记的 DNA 甲基化检测方法[102]。原理如图 4-11 所示，重亚硫酸盐将非甲基化的胞嘧啶转化为尿嘧啶，但是这不影响甲基化的胞嘧啶，被转化后的尿嘧啶会在 PCR 扩增过程中转化为胸腺嘧啶。因此，DNA 甲基化可以转化产生 C/T 多态性。在 dGTP-Fl、TaqDNA 聚合酶和甲基化特异探针存在的情况下，对于甲基化 DNA，dGTP-Fl 会被延伸到甲基化特异的探针中；对于非甲基化 DNA，dGTP-Fl 则不会被延伸。当加入 PFP 后，DNA 与 PFP 之间的强静电相互作用会将二者拉近，随后从 PFP 到荧光素的有效共振能量转移将发生。特定 CpG 岛的甲基化情况将会通过观察 PFP 和荧光素的荧光发射强度变化测得。Wang 等以含有抑癌基因 p16 启动子区 283 bp DNA 片

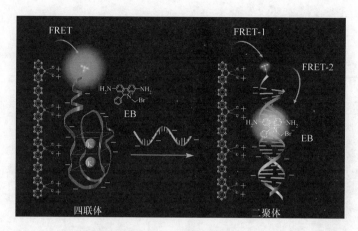

图 4-10 PFP 对 DNA 杂交检测示意图[101]

段的 PUC57 质粒为模型建立基于阳离子共轭聚合物 (cationic conjugated polymer, CCP) 的 DNA 甲基化检测方法，该 DNA 片段 包括三个 CpG 位点。全甲基化的质粒通过甲基化酶处理非甲基化的质粒获得。如图 4-11 所示，加入 PFP 后，匹配的目标链/探针得到的荧光信号是非匹配目标链/探针得到信号的 2～4 倍，即甲基化得到的信号是非甲基化的 2～4 倍。特异延伸得到的 FRET 比值是非特异延伸的 3～5 倍，表明该方法对于检测特定 CpG 位点甲基化具有好的特异性。基于此检测模型，人类结肠癌细胞系 HT29 的 p16 启动子区的三个 CpG 岛甲基化情况能被测得。基因组 DNA 从 HT29 细胞系提取，然后用重亚硫酸盐处理，随后进行 PCR 扩增。对于每个位点，两个延伸反应被执行，一个用甲基化特异的引物，一个用非甲基化特异的引物。在三个 CpG 位点，源于甲基化特异探针的 FRET 信号表明 HT29 细胞系在这三个位点是超甲基化的。此项新技术有几个重要的优点。第一，此方法是连续的、均相的，不需要放射性标记，不需要分离洗涤步骤，简化了操作，增加了重现性。第二，此方法适合于分析痕量 DNA，只需要微克级的 DNA 或者更少的细胞或质粒。第三，此方法不需要设计染料标记的 DNA 探针，这极大降低了成本。这些优点将使该检测系统在癌症早期诊断方面有很好的应用前景。通过高选择性单碱基延伸反应，荧光素标记的 dGTP 在待检测 DNA 的甲基化位点配对，利用较强的静电吸引，可以和 PFP 靠近并发生强烈的 FRET；如果待检测 DNA 没有甲基化，就没有强 FRET。

除了上述方法，Wang 课题组还建立了利用 HpaⅡ酶消化基因组 DNA 进行 PCR 扩增的基于阳离子共轭聚合物 FRET 技术的 DNA 甲基化检测方法[103]。这种方法将基因组 DNA 先进行 HpaⅡ酶消化，切断非甲基化的 DNA，然后进行两轮 PCR 扩增。与亚硫酸氢钠处理的方法相比，HpaⅡ酶处理的方法能定量得到样本的甲基化水平。

相比于单甲基化变化，积累分析多个启动子甲基化水平有望提高癌症检测的精确度和灵敏度。研究人员还利用基于阳离子共轭聚合物的新型 FRET 技术，分

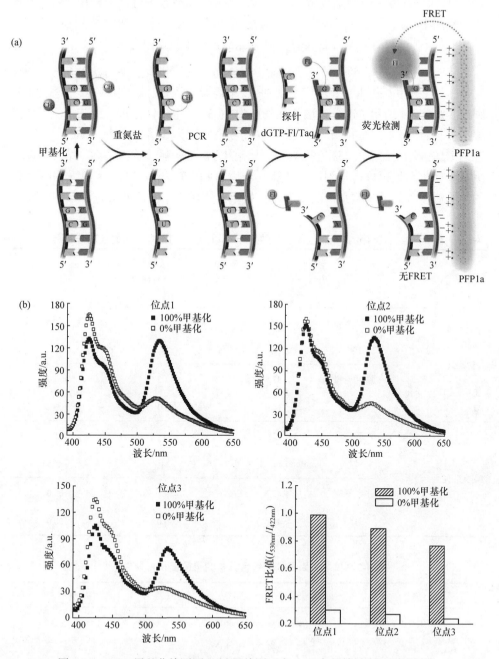

图 4-11　DNA 甲基化检测原理(a)及检测三个 CpG 岛的结果(b)示意图[102]

析了结肠癌七种相关基因的 DNA 甲基化水平[104]。利用逐步判别分析和累积检测分析，通过曼-惠特尼（Mann-Whitney） U 检验，选择 VIM、$CDKN2A/P16$、$ESR1$ 和 APC 四个基因用于判别分析，然后通过 Wilks' λ 检验进行逐步累积，最终在这四个基因中选择了 VIM、APC 和 $CDKN2A/P16$ 用于最终检测公式。判别式为

$$D_1 = -12.253 + 9.389 E_{VIM} + 11.693 E_{APC} + 6.441 E_{CDKN2A/P16} \tag{4-1}$$

$$D_2 = -4.864 + 4.477 E_{VIM} + 8.715 E_{APC} + 2.502 E_{CDKN2A/P16} \tag{4-2}$$

其中，E 代表甲基化水平；D 代表判别值。如果 D_1 大于 D_2，则样本属于恶性上皮肿瘤。如表 4-1 所示，这一方法的准确度为 86.3%。将统计分析检测与单个基因检测相比较，如表 4-2 所示，单个基因 VIM 检测灵敏度为 51.7%，基因 APC 为 41.7%，基因 $CDKN2A/P16$ 为 65%，而这一统计检测方法的灵敏度为 86.7%。结合启动子甲基化变化的累积分析与阳离子共轭聚合物的 FRET，获得了较高精确度和灵敏度的结肠癌检测结果与鉴别诊断结果。该技术有望用于结肠癌的筛查和鉴别诊断。

表 4-1 结直肠癌的 40 例恶性上皮肿瘤/腺瘤以及 40 例正常样本的检测分析[104]

			预测组分		总计
			肿瘤/腺瘤	对照	
初始值	人数	肿瘤/腺瘤	35	5	40
		对照	6	34	40
	占比/%	肿瘤/腺瘤	87.5	12.5	100.0
		对照	15.0	85.0	100.0
交叉验证	人数	肿瘤/腺瘤	35	5	40
		对照	6	34	40
	占比/%	肿瘤/腺瘤	87.5	12.5	100.0
		对照	15.0	85.0	100.0

表 4-2 单个基因及基因综合分析的灵敏度和特异性[104]

检测方式	灵敏度（P 值）	特异性/%
单个基因 VIM	51.7%（<0.001）	84
单个基因 APC	41.7%（<0.001）	82
单个基因 $CDKN2A/P16$	65%（=0.006）	84

续表

检测方式	灵敏度(P 值)	特异性/%
三种基因组合	86.7%	82

注：P 值用于比较检测方法的灵敏度。

　　与以前的统计方法相比，阈值设定方法充分考虑了不同基因的甲基化程度和影响。然而，这个方法需要对大量样本进行统计及累积分析，因此很难应用于癌症的即时诊断。因此 Wang 课题组建立了一种基于阳离子共轭聚合物的 FRET 技术进行 DNA 甲基化联合分析的方法[105]。通过甲基化水平的联合分析，设定了癌症诊断的阈值。将甲基化水平划分为三个区间，并分别给每个区间赋予一个数值。计算和比较癌症样本及正常样本候选基因间的甲基化水平的和，能得到诊断癌症的阈值。待测样本的值超过阈值即为癌症样本，这一诊断结论是确定的。具体以检测卵巢癌相关基因的甲基化为例选择三个卵巢癌相关基因，分别是 *RASSF1A* 基因、*OPCML* 基因和 *HOXA9* 基因。三个基因甲基化水平赋值及 SUM 值如图 4-12 所示。11 个正常样本(N1～N11)的 SUM 值都不超过 4，表明 11 个正常样本基因组 DNA 中的癌症相关基因启动子区为整体非高度甲基化；35 个癌症样本(1～35)中有 30 个样本的 SUM 值大于 4，表明 30 个癌症样本基因组 DNA 中的癌症相关基因启动子区为整体高度甲基化，所以将 4 设为癌症诊断的阈值。这一方法的灵敏度为 85.7% (30/35)，特异性为 100% (11/11)。

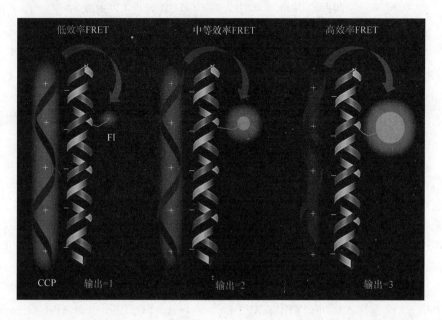

	RASSF1A	OPCML	HOXA9	SUM		RASSF1A	OPCML	HOXA9	SUM
1	3	2	3	8	24	3	1	1	5
2	1	2	2	5	25	1	3	3	7
3	1	3	3	7	26	1	3	3	7
4	2	1	3	6	27	1	2	1	4
5	2	3	3	8	28	1	2	2	5
6	1	3	3	7	29	1	1	2	4
7	3	3	3	9	30	3	2	2	7
8	3	3	1	7	31	2	2	1	5
9	1	3	3	7	32	2	2	2	6
10	1	3	2	6	33	1	1	1	3
11	1	1	1	3	34	1	2	3	6
12	3	2	3	8	35	3	2	3	8
13	1	2	2	5	N1	1	1	1	3
14	3	3	3	9	N2	1	1	1	3
15				3	N3	1	1	1	3
16	1	2	2	5	N4	1	1	2	4
17	1	2	2	6	N5	1	1	1	3
18	1	1	3		N6	1	1	1	3
19	1				N7	1	1	1	3
20	2	2	3	7	N8	1	1	1	3
21	2	2	1	5	N9	1	1	1	3
22	2	2	1	5	N10	1	1	1	3
23	2	3	3	8	N11	1	2	1	4

图 4-12　基于阳离子共轭聚合物的 FRET 技术用于癌症相关基因甲基化检测联合分析的原理图及 RASSF1A、OPCML、HOXA9 三个基因的甲基化值及其 SUM 值[105]

　　2008 年，Wang 课题组联合了 CCP 与等位基因特异的 PCR 方法建立了一个均相、灵敏、经济的方法用于单核苷酸多态性(SNP)分型[106]。在此方法中，PCR 反应只有在引物 3′端与目标 DNA 相匹配时才能进行。研究人员在 PCR 反应中，用 dGTP-Fl 和 dUTP-Fl 部分代替 dNTP 中的 dGTP 和 dTTP。在 PCR 过程中，dGTP-Fl 和 dUTP-Fl 会被掺入 PCR 扩增产物中。通过检测 PFP 到荧光素标记的 PCR 扩增产物的 FRET 信号对 SNP 位点进行了分型(图 4-13)。用此方法可以很容易检测 50 ng 的 DNA 样本。

　　为了在一次延伸反应中识别三种基因型，Wang 课题组通过在延伸反应中同时使用 dUTP-Fl 和 dCTP-Cy3 建立了多色一管 SNP 分型的方法[107]。在此检测体系中，荧光素和 Cy3 作为 PFP 的能量受体，而荧光素同时可作为 Cy3 的能量供体。在此实验中，位于 p53 基因外显子 8 的 SNP 位点被选作检测目标。对此 SNP 位点，有三种可能的基因型：纯合子 G/G、纯合子 A/A、杂合子 G/A。引物 5′-TGCCTGTCCT GGGAGAGAC-3′与 SNP 位点的上游相匹配。用 Taq DNA 聚合酶完成延伸反应后，对于纯合子 A/A，只有 dUTP-Fl 能被掺入延伸引物中；对于纯合子 G/G，只有 dCTP-Cy3 能被掺入延伸引物中；对于杂合子 G/A，dUTP-Fl 和 dCTP-Cy3 可被同时掺入延伸引物中。当向延伸产物中加入 PFP 之后，PFP、荧光素、Cy3 之间不同的 FRET 过程导致了不同的荧光光谱。通过引发荧光素和 Cy3 的发射强度或颜色变化，能够在一管中实现三种类型的 SNP 检测（图 4-14）。此方法的检出限为 5.3 fmol/L，表明此 SNP 分型方法具有高的灵敏度。

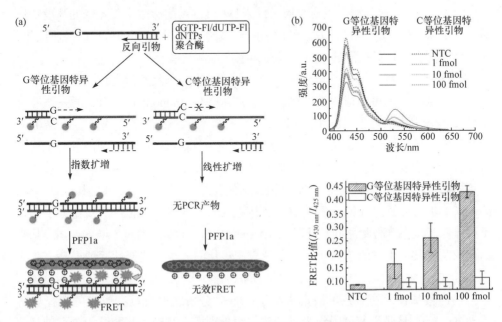

图 4-13　利用 CCPs 和等位基因特异 PCR 的 SNP 分型图[106]

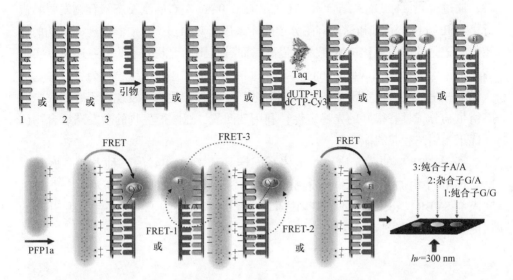

图 4-14　基于 CCPs 的多色一管 SNP 分型[107]

4.2.2 利用荧光比率检测 DNA

为了更加有效地解决单一依靠染料的荧光增强或减弱的体系容易受到光漂白、溶液体系环境(pH、温度、极性等)影响等问题,利用荧光比率测定的方法得到广泛发展。荧光比率测定主要是通过加入目标 DNA 前后两个荧光峰的强度比值对目标 DNA 进行分析。这种方法可以消除环境的影响,得到更加可靠的检测结果,同时可以降低背景对检测的影响,提高体系的检测灵敏度。

某些荧光染料,如芘、苝、蒽和苝四酰二亚胺分子及其衍生物,对环境敏感而且在一定条件下可形成激发态缔合物,产生单体(monomer)发射到激发态缔合物(excimer)发射的转换。例如,当两个芘分子相互靠近时,荧光光谱会从 390 nm 的单体发射峰转换为 480 nm 的激发态缔合物发射峰[108]。因此,利用这些染料的激发态缔合物发射和单体发射的比率测定是一类重要的荧光比率测定 DNA 的体系。早期该体系主要是将可形成激发态缔合物的芘分子标记在 DNA 的核苷或 DNA链末端上进行分析。Lewis 等[109]首先利用在 DNA 的 5′端标记一种双芘分子实现了单体和激发态缔合物之间转化的 DNA 杂交分析。后来,通过不断的改进,基于标记的芘及其衍生物的单体和激发态缔合物转化的方法的选择性逐渐提高,并实现了 SNP 分型[110-112]、DNA 插入[113] 和 DNA 删除[114,115]等的检测。

一种碱基替代的体系也被报道用于 DNA 分析,而且具有更高的选择性。Kashida 等[116]将两个苝分子作为碱基替代物分别插入寡聚核苷酸链的错配碱基两端,通过检测目标 DNA 结合后产生的苝在 530 nm 左右的激发态缔合物发射峰进行了 SNP 分析。通过和标记有芘分子的体系进行对照实验,他们发现标记苝的体系与标记芘的体系相比灵敏度大大提高,而且利用标记苝分子的体系还可以实现荧光可视检测。同样,Wagenknecht 等通过将苝四酰二亚胺衍生物作为替代碱基插入错配碱基两端,也实现了 SNP 的检测[117]。另外,他们还发现由于苝四酰二亚胺衍生物分子具有很好的光稳定性,利用苝四酰二亚胺衍生物的激发态缔合物体系优于使用芘和苝的体系。

基于 FRET 的荧光比率测定体系同样是基于图 4-4 的三种方式。例如,Kanagawa 小组加入具有不同染料标记的单碱基,然后进行单碱基扩增,通过 DNA嵌入剂 SYBR Green I 和不同染料之间的能量转移,得到了一种多色检测 SNP 的快捷方便的方法(图 4-15)[118]。

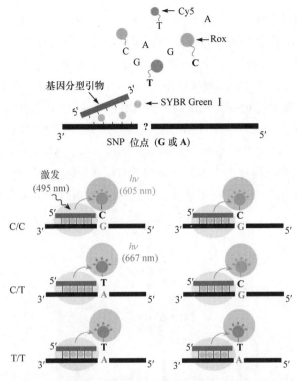

图 4-15　利用单碱基扩增法的 DNA 多色分析体系示意图[118]

　　Tan 等通过改进分子信标首先发展了一种两端都标记有荧光基团的分子信标体系用于荧光比率测定方法检测 DNA 杂交[119]。他们将分子信标两端分别标记上荧光基团 F1 和 F2。当分子信标为发夹结构时，F1 和 F2 会发生能量转移，F1 荧光被猝灭而 F2 荧光强度增强；加入目标 DNA 后，FRET 效率降低或消除，F1 的荧光恢复而 F2 荧光强度降低，通过 F1 荧光强度和 F2 荧光强度的比值（I_{F1}/I_{F2}）对 DNA 的杂交过程进行监测分析。他们利用这种比率测定的方法实现了 DNA 的定量分析，而且得到了高的灵敏度和宽的动力学范围。基于荧光比率的分子信标被广泛应用。

　　随着材料科学的发展，许多新型的荧光材料被应用到 DNA 杂交分析的荧光比率测定方法中并大大促进了这一领域的发展，对于发展更加经济、简单、高灵敏度和高选择性的方法具有重要作用。

　　水溶性共轭聚合物是近年来被广泛应用于生物分析的新型光学材料[120,121]，在 DNA 研究中发挥重要作用。被用于 DNA 研究的大部分是阳离子水溶性共轭聚合物，主要是因为 DNA 链的主链带有负电荷，利用聚合物的正电荷和 DNA 的负电荷之间的静电吸引，可以将聚合物和 DNA 结合而不需要共价连接。另外，共轭聚合物较稳定，具有优良的光学性能，可以对光学信号进行放大，因此被认为是优良的 DNA 检测材料。利用阳离子共轭聚合物，Bazan 小组发展了一系列新型的利用荧光比率测定方法的 DNA 检测体系[122]。在早期的体系中，他们主要应用的是阳离子水溶性聚芴和标记有荧光素的 PNA 探针[图 4-16(a)]。PNA 是 Nielsen 小组通过人工合成得到的一种电中性的 DNA 类似物[123,124]。和 DNA/DNA 双链相同，PNA/DNA 双链也是根据碱基配对原则杂化形成，但是 PNA/DNA 双链特异性更强[125]。由于没有静电排斥力，得到的 PNA/DNA 复合物也更加稳定。而且 PNA 还具有抗核酸酶切的优点[126-128]，因此被广泛研究。水溶性聚芴和荧光素符合 FRET

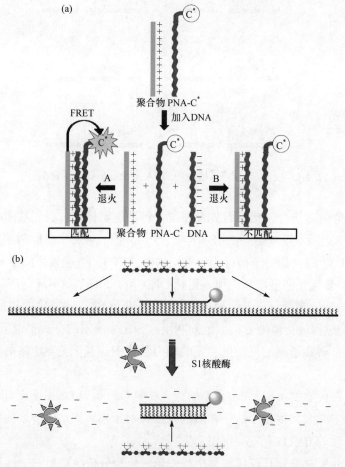

图 4-16　利用阳离子水溶性聚芴灵敏检测 DNA 杂交的体系[122,129]

(a)利用阳离子水溶性聚芴与荧光素标记 DNA 之间的能量转移来检测 DNA；(b)引入 S1 核酸酶的检测体系

的条件，在杂交前，由于 PNA 为电中性，其不与聚合物发生静电相互作用，因此不能观察到聚合物和荧光素之间的 FRET；而加入目标 DNA 杂化后，由于 PNA 和负电荷 DNA 杂化拉近了聚合物和荧光素的距离，从而可以观察到聚合物到荧光素强的 FRET。通过研究发现，利用水溶性聚芴的能量转移得到的荧光素的荧光强度是直接激发荧光素荧光强度的 25 倍以上，荧光素的信号被放大，体系的检测灵敏度可以达到 10 pmol/L。随后，他们通过将 S1 核酸酶引入体系中实现了对早期帕金森病的突变基因 *FTDP-17* 的 SNP 分析[图 4-16（b）][129]。

　　为了简化以上体系并降低成本，Bazan 小组以荧光素标记的 DNA 探针代替 PNA 探针进行了研究[130]。结果表明，利用 DNA 探针，仍然可以得到放大 4 倍左右的荧光素信号，利用水溶性共轭聚合物可以提高体系的灵敏度。随后，他们又进一步对这一体系进行了发展[131]。如图 4-17 所示，他们在阳离子水溶性聚芴和荧光素标记的 DNA 体系中引入对双链 DNA 具有特异嵌入作用的染料 EB。DNA 杂化形成双链后，EB 嵌入双链 DNA 中，可发生从聚合物到荧光素再到 EB 的双重 FRET。通过观测 FRET 后的 EB 荧光信号就可以对 DNA 杂化进行检测。结果表明，EB 的信号被放大 8 倍左右。

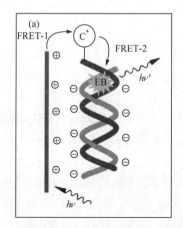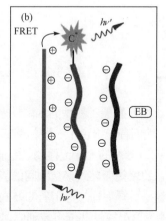

图 4-17　利用双重 FRET 检测 DNA 序列的体系示意图[131]

(a)杂化形成双链，双重 FRET；(b)未杂化形成双链，单重 FRET

　　在以上研究基础上，Fan 小组利用磁珠分离技术和"三明治"杂交的方法，通过巧妙设计得到了一种高选择性和高灵敏度的无标记的 DNA 定量分析方法（图 4-18）[132]。利用该方法可以高灵敏地进行 DNA 的 SNP 分析。

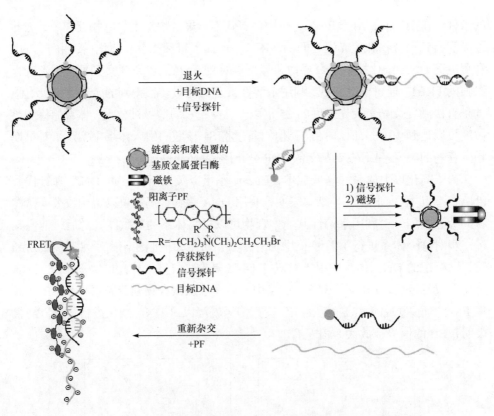

图 4-18　利用磁珠分离技术实现无标记检测 DNA 序列示意图[132]

　　Bazan 小组还发展了新型的水溶性聚芴分子用于实现利用荧光比率测定的 DNA 无标记检测。他们首先报道了一种新型的芴和苯并噻唑共聚的阳离子水溶性共轭聚合物(PFBT)用于 DNA 的无标记检测[133]。他们发现当 PFBT 和 DNA 通过静电相互作用结合，PFBT 的聚集会导致聚合物间的能量转移，PFBT 的荧光从蓝色变为绿色。利用 PFBT 的这一性质，通过标记有 Cy5 的 PNA 探针，实现了 DNA 的多色标记检测。随后，通过将 PNA 探针共价组装到固体表面，他们还发展了新型的标记和无标记的 DNA 微阵列芯片[134,135]。另外，利用 PFBT 还可以实现 DNA 的定量分析[136]。

　　Bazan 小组通过合成特殊形状的水溶性聚芴分子也实现了 DNA 的无标记检测[137]。前面的研究[131]发现聚芴和 EB 分子虽然符合 Förest 能量转移原理，但是不能发生直接的 FRET，其主要原因是刚性的聚芴链和嵌入剂之间的方位因子(κ)的影响。因此，他们设计合成了四面体结构的水溶性寡聚芴分子解决了方位角的问题，可以实现 DNA 的无标记放大检测。然后，他们又通过将 DNA 连接在硅纳米粒子表面，同样利用这种四面体的分子和 DNA 嵌入剂 EB 的能量转移，实现了 DNA 的无标记高灵敏检测，提高了体系选择性[138]。

　　Leclerc 小组也报道了一种阳离子水溶性聚噻吩衍生物用于 DNA 的可视分析[73]。当聚合物与单链 DNA 结合后，溶液颜色由黄色变为红色，荧光被猝灭；而在结合双链 DNA 后，溶液颜色不发生变化仍然为黄色，而且荧光恢复。利用该体系还可以实现碱基错配的肉眼可视分析。在此基础上，他们将 PNA 连接在固体基底上，通过加入目标 DNA 后聚噻吩的颜色变化，发展了一种无标记的 DNA 阵列[75]。利用这种阳离子水溶性聚噻吩衍生物，Leclerc 小组还发现通过在 DNA 链上标记探针 Alexa Fluor 546 可得到超高灵敏度的 DNA 荧光体系（图 4-19），检测限可达到 5 个目标 DNA 分子（3 zmol/L，z 表示 10^{-21}），而且选择性好[74]。他们发现当将目标 DNA 加入水溶性聚噻吩和探针 DNA 的复合物中后，聚合物到染料 Alexa Fluor 546 的 FRET 急剧增强。随后[139]，他们对这一体系进一步研究，认为 FRET 效率的增强很可能是双链 DNA 诱导聚集体的形成使得 Alexa Fluor 546 远离猝灭剂进而自身荧光增强，而且优化了聚合物和染料的方位角从而提高了 FRET 效率。

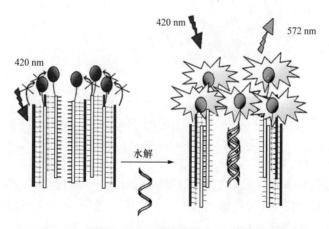

图 4-19　利用水溶性聚噻吩检测 DNA 的示意图[74]

　　2007 年，Kim 课题组报道了一种聚合物链末端为羧基的水溶性聚乙炔衍生物（PPE-R_1-COOH），通过和末端标记有氨基的 DNA 或分子反应，他们将 PPE-R_1-COOH 共价连接到 DNA 链上，实现了信号放大，DNA 杂交被灵敏检测，另外，通过将聚合物标记到发夹 DNA 链末端，实现了目标 DNA 的无标记检测[140]。

　　Wang 课题组也设计了一系列的新型阳离子树枝状聚芴衍生物，通过静电作用调控并利用从聚合物到 DNA 上标记的荧光素之间的 FRET 来检测 DNA，利用树枝状聚合物的强的光富集能力，提高了检测灵敏度[141]。另外，Xu 等利用错配 DNA 双链的熔点温度不同，发展了一种利用标记的荧光素和 DNA 嵌入剂 EB 的 FRET 比值检测 DNA 碱基错配的方法[142]。

　　量子点具有量子效率高、斯托克斯(Stokes)位移大和光化学稳定性好的优点，而且不同粒径的量子点用同一波长激发可以得到不同颜色的发射光，是一种理想的生物标记材料，现在在 DNA 检测研究中被广泛应用。例如，Zhang 研究小组[143]通过将 DNA 连接在量子点上，然后通过量子点和探针 DNA 上标记的 Cy5 之间的能量转移得到了非常简单且具有超高灵敏性的 DNA 检测体系，并可用于荧光成像检测(图 4-20)。

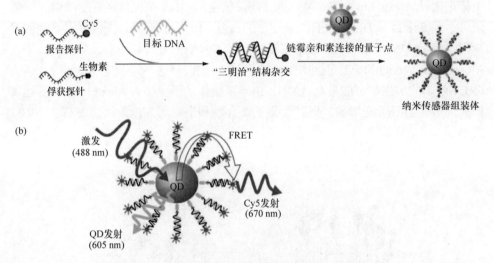

图 4-20　基于量子点的 DNA 荧光分析方法示意图[143]

(a)纳米传感器的构建；(b)荧光发射及荧光共振能量转移

　　由于利用量子点对 DNA 进行标记的方法主要是通过在量子点表面功能化合适的基团然后将 DNA 共价连接到量子点上，因此，目前对于量子点的表面功能化的研究很活跃。2007 年，Travas-Sejdic 小组报道了一种非共价的量子点标记方法，他们在量子点表面修饰上正电荷的聚合物 PDADMAC，然后通过单双链 DNA 和这种正电荷的量子点之间的作用力差异引起的 FRET 差别，实现了 DNA 的检测[144]。另外，随着量子点研究的发展，Krull 等通过研究发现由于量子点具有大的 Stokes 位移，并且可以通过调控粒径对其发射波长进行调节，因此量子点还是一种很好的可用于 DNA 多色分析的染料[145]。

　　2007 年，Wang 课题组建立了基于水溶性 CCP 和等位基因特异性引物延伸的单碱基多态性检测方法[146]。如图 4-21(a)所示，靶 DNA 序列是人类 *p53* 基因外显子 8 中的片段，该片段含有一个 SNP 位点。在这个位点上，野生型序列中的碱基为 G，而突变型中的碱基为 A。Wang 等设计了 3′端为 T 的探针，可以与突变型靶 DNA 完全匹配，而与野生型靶 DNA 在该位点上错配。延伸反应采用了 Taq DNA

聚合酶和荧光素标记的 dGTP（dGTP-Fl）。

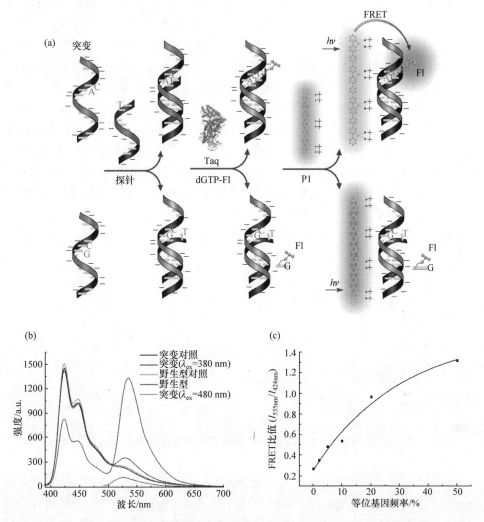

图 4-21　基于水溶性 CCP 和等位基因特异性引物延伸的 SNP 检测方法（a）；突变靶 DNA 及野生靶 DNA 的引物延伸产物，加入 CCP 后的荧光光谱（b）；等位基因频率对 FRET 比值（$I_{535\,nm}/I_{424\,nm}$）作图（c）[146]

对于突变型靶 DNA，在 Tag DNA 聚合酶的作用下 dGTP-Fl 结合到 DNA 探针上。加入水溶性 CCP，带正电荷的 CCP 与探针 DNA 之间的强静电作用使荧光素与 CCP 互相靠近，从而发生了从 CCP 到荧光素的 FRET。对于野生型靶 DNA，由于探针 3′端与靶 DNA 错配，dGTP-Fl 不能结合到探针上。加入正电荷的 CCP 后，由于 dGTP-Fl 本身所带的负电荷很少，荧光素不能靠近 CCP 的荧光骨架，所以不能发生有效的

FRET。实验结果如图 4-21（b）所示，突变型延伸产物的光谱中荧光素的发射强度比野生型延伸产物高 3 倍左右，同时水溶性 CCP 的发射强度也有显著降低。而且，于 380 nm 处激发 CCP，通过 FRET 得到的荧光素的发射强度比直接激发荧光素得到的荧光强度高 10 倍左右，显示出 CCP 的信号放大效应，提高了检测的灵敏度。该分析方法还可以检测不同比例基因突变。如图 4-21（c）所示，随着基因突变比例的增加，FRET 的比值逐渐增加，最低可以检测到 2%的突变。除了灵敏度高外，该方法为均相检测，提高了可重复性；不需要荧光标记的引物，降低了成本。

很明显，发展现有的检测平台用于实时样品测定是最终目标。对以上检测平台进行优化后，Wang 等对 76 个样品做了 SNP 分型[147]。在这些实验中，目标 DNA 片段是通过 PCR 反应从人类基因组 DNA 中获得的。经过酶处理消化掉 PCR 中未反应的引物、dNTP 和产生的焦磷酸后，将此 PCR 产物用作单碱基延伸（SBE）反应的模板进行 SBE 反应。将 CCP 加入 SBE 产物中，测量荧光光谱然后计算 FRET 比值（$I_{530\,nm}/I_{425\,nm}$），得到 FRET 比值的散点图，可以对 SNP 位点进行分型（图4-22）。

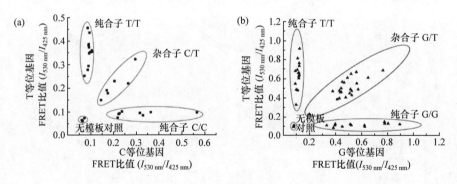

图 4-22　利用 CCP-FRET 体系对 76 个人类样本的 SNP 分型结果[147]

针对 Bazan 等提出的 DNA 特异检测方法，Heeger 研究小组用泵浦发光光谱（pump-dump-emission spectroscopy, PDES）技术对 FRET 过程进行了时间分辨研究[148]。该技术已被用来研究发光高分子材料激发态的猝灭动力学和电荷产生机制[149-155]。PDES 技术提供了飞秒级的时间分辨率，提高了信噪比，且不受溶液的干扰，因此，在极稀溶液中，PDES 对时间分辨的能量传递动力学的检测设计是一个理想的选择，远优于传统的抽运探测（pump-probe）实验。实验表明，在中等浓度的水溶液中，从聚合物 CCP 到荧光素的能量传递动力学指数为二级。但同时发现不完全配对的 PNA/DNA 也存在有效的 FRET；改用水和 *N*-甲基吡咯烷酮（NMP）有机溶剂混合液，可改进选择性，但能量传递效率降低。这些结果表明，静电和疏水相互作用共同影响着 CCP/PNA- C*/DNA 复合物的结构。在水溶液中，静电和疏水的协同相互作用使得 CCP 与荧光素的距离较近；在水和 NMP 混合溶剂中，

CCP 主链与 DNA 碱基之间的疏水相互作用被大大削弱，使得 CCP 与荧光素的距离变远。

许多重大疾病与 DNA 碱基序列的变异密切相关，基因突变的分析在临床诊断、预后判断、疾病评估中起着至关重要的作用，同时检测多个基因突变位点的方法可满足不断发展的癌症靶向治疗的需求。Wang 课题组基于水溶性共轭聚合物的多步 FRET 发展了一种多色荧光编码的方法，实现一管多突变位点同时可视检测[152]。*PIK3CA* 作为待测目的基因，包含四个热点突变，其中 *E542K(G1624A)* 和 *E545K(G1633A)* 位于外显子 9，影响 PI3K 蛋白的螺旋区；而 *H1047R(A3140G)* 和 *H1047L(A3140T)* 位于外显子 20，影响 PI3K 蛋白的激酶区。以 *E542K* 和 *H1047R* 为例演示多色荧光编码的检测原理，如图 4-23(a) 所示。利用所建立的 DNA 突变检测方法实现了临床样本的高通量可视检测，可视检测 30 个结肠癌样本的结果如图 4-23(b) 所示。

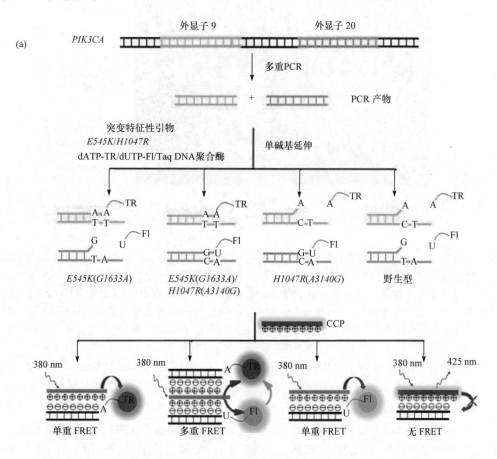

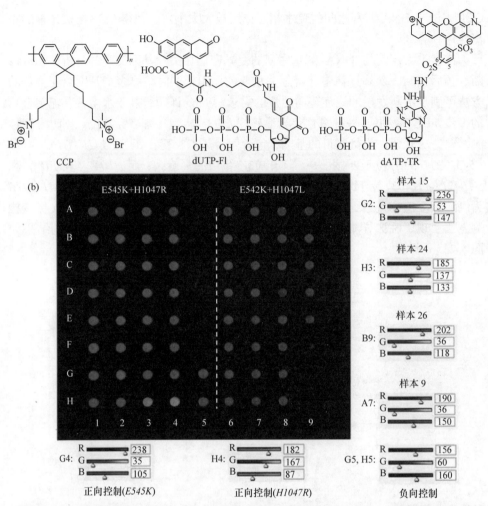

图 4-23　(a)荧光编码可视检测 *PIK3CA* 基因突变的原理和 CCP、dUTP-Fl、dATP-TR 的化学结构式。*E545K* 位于外显子 9，*H1047R* 位于外显子 20。蓝色箭头代表距离依赖性的 FRET 发生。

(b)可视检测 30 个结肠腺癌样本。白色虚线左边是用 *E545K* 和 *H1047R* 引物检测 *E545K* 和 *H1047R* 突变的实验结果。G4 和 H4 为两个阳性对照，分别来源于细胞系 MCF-7 和 T47D。G5 和 H5 为阴性对照，来源于细胞系 293T。白色虚线右边是 *E542K* 和 *H1047L* 引物检测 *E542K* 和 *H1047L* 突变的实验结果[152]

在上述研究基础上，Wang 等建立了基于 CCP 的 FRET 指纹图谱 (FRET-based fingerprint spectrum, FFS) 法，此方法将共轭聚合物可与荧光染料发生多步 FRET 的性质和双脱氧测序反应相结合，极大增强了共轭聚合物对基因突变的多重检测能力，检测原理如图 4-24 所示[153]。对于非相邻的突变，采用等位基因特异的引物延伸法，实现了 *PIK3CA* 基因 4 个突变的一管多重检测。对于相邻的突变，利用单引物延伸，实现了 *KRAS* 基因 12 个突变的一管多重检测。与现有的基因突变的多重检测方法相比，FFS 法不需要电泳分离，只需要在均相溶液中将反应物混合就能完成检测。据文献所知，针对均相溶液中的基因突变检测，FFS 法是目前多重检测能力最强的方法。该法甚至能在一管中同时检测多个非相邻的突变位点（如分布于多个外显子上的突变位点）。重要的是，FFS 法成功完成了临床样本的多重基因突变检测。通过对比测试样品与标准样品的指纹图谱，实现了多重DNA 突变的同时检测。该指纹图谱技术检测灵敏度高，可检测总 DNA 5%的突变。

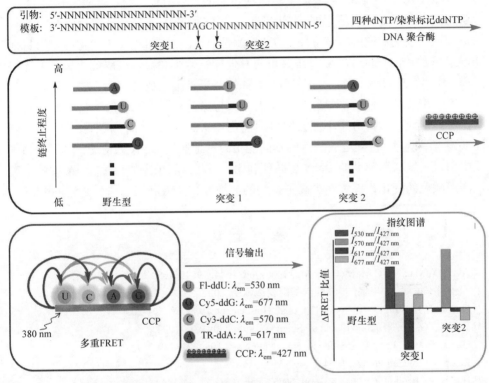

图 4-24　FRET 指纹图谱检测法的原理示意图[153]

4.3　其他方法检测 DNA

2005 年，Leclerc 研究小组又发展了一种检测 DNA 的电化学方法，该法同样无需探针 DNA 标记[154]。具体以侧链带二茂铁的阳离子聚噻吩为信号转导体，将PNA 探针固定在模板上，如加入配对的 ssDNA，因 ssDNA 与 PNA 形成双螺旋，然后加入阳离子聚噻吩，通过静电相互作用形成复合物，可检测到强的电流信号；当加入的是不配对的 ssDNA，ssDNA 与 PNA 两者间不能形成双螺旋，加入阳离子聚噻吩后，聚噻吩与 PNA 不存在静电相互作用，则检测不到明显的电流信号。该体系可以实现单个碱基错配的检测。同样以电化学方法为检测手段，以中性聚噻吩衍生物 PEDOT 为基础，Kumar 研究小组发展了另外一种无标记的 DNA 传感器，检测浓度可达 80×10^{-9} g/mL[155]。

近年来，为了进一步提高检测的灵敏度，实现目标 DNA 像催化剂一样在检测体系中被循环利用，研究者们发展了各种酶辅助的 DNA 自放大检测系统[156,157]。例如，Liu 小组[156]在 2009 年发展了基于缺口酶的 DNA 自放大检测体系。探针 DNA 为含有缺口酶识别位点的序列，因此当加入与探针 DNA 序列互补的目标 DNA 时，缺口酶识别杂交形成的双链 DNA 的缺口酶位点，使探针 DNA 被消化释放出目标 DNA，释放出的目标 DNA 分子又可与其他探针分子杂交形成双链，重复上述的过程，从而实现目标 DNA 的重复利用。探针分子被消化成片段后不能诱导金纳米粒子产生聚集从而使溶液显红色。而当加入与探针分子不匹配的非目标分子时，双链不能形成，探针分子不能被缺口酶消化，从而可以诱导金纳米粒子产生聚集而使溶液呈蓝色。根据溶液颜色的不同能很容易地实现 DNA 的检测。由于检测体系中引入了缺口酶辅助的 DNA 自循环利用，因此只需很少的目标 DNA 就可以实现溶液颜色的变化，极大地提高了检测的灵敏度，使检测限达到了 0.5 fmol/L。

参 考 文 献

[1] Avery T, Macleod C M, McCarty M. J Exp Med, 1944, 79: 137-158.

[2] 张西平, 王鄂生, 申宗候. 核酸与基因表达调控, 2002.

[3] Cooper D N, Smith B A, Cooke H J, et al. Hum Genet, 1985, 69: 201-205.

[4] Wang D G, Fan J B, Siao C J, et al. Science, 1998, 280: 1077-1082.

[5] Halushka M K, Fan J B, Bentley K, et al. Nat Genet, 1999, 22: 239-247.

[6] Razin S. Mol Cell Probes, 1994, 8: 497-511.

[7] Hacia J G, Brody L C, Chee M, et al. Nat Genet, 1996, 14: 441-447.

[8] Santiago F S, Todd A V, Hawkins N J, et al. Mol Cell Probes, 1997, 11: 33-38.

[9] Watson J D, Crick F H C. Nature, 1953, 171: 737-739.

[10] Stansel R M, de Lange T, Griffith J D. EMBO J, 2001, 20: 5532-5540.

[11] Gilbert D E, Feigon J. Curr Opin Struct Biol, 1999, 9: 305-314.

[12] Wang G, Christensen L A, Vasquez K M. Proc Natl Acad Sci USA, 2006, 95: 2677-2682.

[13] Tuerk C, Gol L. Science, 1999, 249: 505-510.

[14] Liu D, Balasubramanian S. Angew Chem Int Ed, 2003, 42: 5734-5736.

[15] Dittmer W U, Reuter A, Simmel F C. Angew Chem Int Ed, 2004, 43: 3549-3553.

[16] Li J J, Tan W. Nano Lett, 2002, 2: 315-318.

[17] Shlyahovsky B, Li D, Weizmann Y, et al. J Am Chem Soc, 2007, 129: 3814-3815.

[18] Weizmann Y, Willner I, Cheglakov Z, et al. Angew Chem Int Ed, 2006, 45: 2238-2242.

[19] Sacks J. Chem Rev, 1948, 42: 411-456.

[20] Ito M, Nakamura F, Baba A, et al. J Phys Chem C, 2007, 111: 11653-11662.

[21] Souteyrand E, Cloarec J P, Martin J R, et al. J Phys Chem B, 1997, 101: 2980-2985.

[22] Boon E M, Ceres D M, Drummond T G, et al. Nat Biotechnol, 2000, 18: 1096-1100.

[23] Lee T Y, Shim Y B. Anal Chem, 2001, 73: 5629-5632.

[24] Park S J, Taton T A, Mirkin C A. Science, 2002, 295: 1503-1506.

[25] Wang J, Musameh M, Lin Y. J Am Chem Soc, 2003, 125: 2408-2409.

[26] Elghanian R, Storhoff J J, Mucic R C, et al. Science, 1997, 277: 1078-1081.

[27] Komiyama M, Ye S, Liang X, et al. J Am Chem Soc, 2003, 125: 3758-3762.

[28] Li H X, Rothberg L J. J Am Chem Soc, 2004, 126: 10958-10961.

[29] Li J, Chu X, Liu Y, et al. Nucleic Acids Res, 2005, 33: e168.

[30] Thompson D G, Enright A, Faulds K, et al. Anal Chem, 2008, 80: 2805-2810.

[31] Miao W J, Bard A J. Anal Chem, 2003, 75: 5825-5834.

[32] Patolsky F, Katz E, Willner I. Angew Chem Int Ed, 2002, 41: 3398-3402.

[33] Patolsky F, Weizmann Y, Kate E, et al. Angew Chem Int Ed, 2003, 42: 2372-2376.

[34] Pavlov V, Xiao Y, Gill R, et al. Anal Chem, 2004, 76: 2152-2156.

[35] Niazov T, Pavlov V, Xiao Y, et al. Nano Lett, 2004, 4: 1683-1687.

[36] Chang Z, Zhou J G, Zhao K, et al. Electrochim Acta, 2006, 52: 575-580.

[37] Friedman A E, Chambron J C, Sauvage J P, et al. J Am Chem Soc, 1990, 112: 4960-4962.

[38] Friedman A E, Kumar C V, Turro N J, et al. Nucleic Acids Res, 1991, 19: 2595-2602.

[39] Hartshorn R M, Barton J K. J Am Chem Soc, 1992, 114: 5919-5925.

[40] Daxhelet G A, Coene M M, Hoet P P, et al. Anal Biochem, 1989, 179: 401-403.

[41] Yguerabide J, Ceballos A. Anal Biochem, 1995, 228: 208-220.

[42] Lepecq J B, Paoletli C. Anal Biochem, 1966, 17: 100-107.

[43] Markovits J, Roques B P, Lepecq J B. Anal Biochem, 1979, 94: 259-264.

[44] Bauer W, Vinogard J. J Mol Biol, 1970, 47: 419-435.

[45] Reinhardt C G, Krugh T R. Biochemistry, 1978, 17: 4845-4854.

[46] Vergani L, Mascetti G, Gavazzo P, et al. Thermochim Acta, 1997, 294: 193-204.

[47] Sutherla J C, Sutherla B M. Biopolymer, 1970, 9: 639-653.

[48] Cao Y, He X W, Gao Z, et al. Talanta, 1999, 49: 377-383.

[49] Downs T R, Wilfinger W W. Anal Biochem, 1983, 131: 538-547.

[50] Rye H S, Dabora J M, Quesada M A, et al. Anal Biochem, 1993, 208: 144-150.

[51] Li W Y, Lu Z H. Microchem J, 1998, 60: 84-88.

[52] Li W Y, Guo X Q, Xu J G, et al. Anal Chim Acta, 1997, 340: 291-296.

[53] Zhu Q Z, Yang H H, Li D H, et al. Anal Chim Acta, 1999, 394: 177-184.

[54] Chen Q Y, Li D H, Zhao Y, et al. Analyst, 1999, 124: 901-906.

[55] Jenkins Y, Barton J K. J Am Chem Soc, 1992, 114: 8736-8738.

[56] Mann J S, Shibata Y, Meehan T. Bioconjugate Chem, 1992, 3: 554-558.

[57] Lee H, Hinz M, Stezowski J J, et al. Tetrahedron Lett, 1990, 31: 6773-6776.

[58] Telser J, Cruickshank K A, Morrison L E, et al. J Am Chem Soc, 1989, 111: 7226-7232.

[59] Telser J, Cruickshank K A, Morrison L E, et al. J Am Chem Soc, 1989, 111: 6966-6976.

[60] Nie S M, Emory S R. Science, 1997, 275: 1102-1106.

[61] Krug J T, Wang J D, Emory S R, et al. J Am Chem Soc, 1999, 121: 9208-9214.

[62] Maxwell D J, Taylor J R, Nie S. J Am Chem Soc, 2002, 124: 9606-9612.

[63] Wang Y, Schanze K S, Chi E, et al. Langmuir, 2013, 29: 10635-10647.

[64] Tang Y, Achyuthan K E, Whitten D G. Langmuir, 2010, 26: 6832-6837.

[65] Cardullo R A, Agrawal S, Flores C, et al. Proc Natl Acad Sci USA, 1988, 85: 8790-8794.

[66] Tyagi S, Kramer F R. Nat Biotechnol, 1996, 14: 303-308.

[67] Tyagi S, Bratu D P, Kramer F R. Nat Biotechnol, 1998, 16: 49-53.

[68] Manganelli R, Tyagi S, Smith I// Parish T, Stoker N G. Mycobacterium Tuberculosis Protocols. Totowa: Humana Press, 2001: 295.

[69] Vet J A M, Rijt B J M V, Blom H J. Expert Rev Mol Diagn, 2002, 2: 77-86.

[70] Broude N E. Trends Biotechnol, 2002, 20: 249-256.

[71] Lou H J, Tan W. Instrum Sci Technol, 2002, 30: 465-476.

[72] Marras S A E, Kramer F R, Tyagi S. Nucleic Acids Res, 2002, 30: e122.

[73] Ho H A, Boissinot M, Bergeron M G, et al. Angew Chem Int Ed, 2002, 41: 1548-1551.

[74] Ho H A, Dore K, Boissinot M, et al. J Am Chem Soc, 2005, 127: 12673-12676.

[75] Raymond F R, Ho H A, Peytavi R, et al. BMC Biotechnol, 2005, 5: 10.

[76] Dore K, Dubus S, Ho H A, et al. J Am Chem Soc, 2004, 126: 4240-4244.

[77] Nilsson K P R, Inganas O. Nat Mat, 2003, 2: 419-424.

[78] Nie S M, Emory S R. Science, 1997, 275: 1102-1106.

[79] Krug J T, Wang J D, Emory S R, et al. J Am Chem Soc, 1999, 121: 9208-9214.

[80] Maxwell D J, Taylor J R, Nie S. J Am Chem Soc, 2002, 124: 9606-9612.

[81] Kushon S A, Bradford K, Marin V, et al. Langmuir, 2003, 19: 6456-6464.

[82] Kushon S A, Ley K D, Bradford K, et al. Langmuir, 2002, 18: 7245-7249.

[83] Haskins-Glusac K, Pinto M R, Tan C Y, et al. J Am Chem Soc, 2004, 126: 14964-14971.

[84] Lakowicz J R. Principles of Fluorescence Spectroscopy. New York: Kluwer, 1999.

[85] Cardullo R A, Agrawal S, Flores C, et al. Proc Natl Acad Sci USA, 1988, 85: 8790-8794.

[86] Tyagi S, Kramer F R. Nat Biotechnol, 1996, 14: 303-308.

[87] Tyagi S, Bratu D P, Kramer F R. Nat Biotechnol, 1998, 16: 49-53.

[88] Nutiu R, Li Y. Nucleic Acids Res, 2002, 30: e94.

[89] Tian Y, Mao C. Talanta, 2005, 67: 532-537.

[90] Fang X, Liu X, Schuster S, et al. J Am Chem Soc, 1999, 121: 2921-2922.

[91] Liu X, Tan W. Anal Chem, 1999, 71: 5054-5059.

[92] Yao G, Fang X, Yokota H, et al. Chem Eur J, 2003, 9: 5686-5692.

[93] Brown L J, Cummins J, Hamilton A, et al. Chem Commun, 2000, 7: 621-622.

[94] Wang H, Li J, Liu H, et al. Nucleic Acids Res, 2002, 30: e61.

[95] Du H, Strohsahl C M, Camera J, et al. J Am Chem Soc, 2005, 127: 7932-7940.

[96] Zhao X, Tapec-Dytioco R, Tan W. J Am Chem Soc, 2003, 125: 11474-11475.

[97] Doré K, Dubus S, Ho H, et al. J Am Chem Soc, 2004, 126: 4240-4244.

[98] Ho H A, Doré K, Boissinot M, et al. J Am Chem Soc, 2005, 127: 12673-12676.

[99] Doré K, Leclerc M, Boudreau D. J Fluoresc, 2006, 16: 259-265.

[100] Najari A, Ho H A, Gravel J, et al. Anal Chem, 2006, 78: 7896-7899.

[101] He F, Tang Y, Yu M, et al. J Am Chem Soc, 2006, 128: 6764-6765.

[102] Feng F, Wang H, Han L, et al. J Am Chem Soc, 2008, 130: 11338-11343.

[103] Feng F, Liu L, Wang S. Nat Protoc, 2010, 5: 1255-1264.

[104] Yang Q, Dong Y, Wu W, et al. Nat Commun, 2012, 3: 1206.

[105] Zhang J, Xing B, Song J, et al. Anal Chem, 2014, 86: 346-350.

[106] Duan X, Liu L, Wang S. Biosens Bioelectron, 2009, 24: 2095-2099.

[107] Duan X, Wang S, Li Z. Chem Commun, 2008, 11: 1302-1304.

[108] Caldwell R A, Creed D, DeMarco D C, et al. J Am Chem Soc, 1980, 102: 2369-2377.

[109] Lewis F D, Zhang Y, Letsinger R L. J Am Chem Soc, 1997, 119: 5451-5452.

[110] Paris P L, Langenhan J M, Kool E T. Nucleic Acids Res, 1998, 26: 3789-3793.

[111] Kostenko E, Dobrikov M, Pyshnyi D, et al. Nucleic Acids Res, 2001, 29: 3611-3620.

[112] Yamana K, Iwai T, Ohtani Y, et al. Bioconjugate Chem, 2002, 13: 1266-1273.

[113] Okamoto A, Ichiba T, Saito I. J Am Chem Soc, 2004, 126: 8364-8365.

[114] Kashida H, Asanuma H, Komiyama M. Chem Commun, 2006, 26: 2768.

[115] Kashida H, Komiyama M, Asanuma H. Chem Lett, 2006, 35: 934-935.

[116] Kashida H, Takatsu T, Asanuma H. Tetrahedron Lett, 2007, 48: 6759-6762.

[117] Baumstark D, Wagenknecht H A. Angew Chem Int Ed, 2008, 47, 2612-2614.

[118] Takatsu K, Yokomaku T, Kurata S, et al. Nucleic Acids Res, 2004, 32: e156.

[119] Zhang P, Beck T, Tan W. Angew Chem Int Ed, 2001, 40: 402-405.

[120] McQuade D T, Pullen A E, Swager T M. Chem Rev, 2000, 100: 2537-2574.

[121] Thomas III S W, Joly G D, Swager T M. Chem Rev, 2007, 107: 1339-1386.

[122] Gaylord B S, Heeger A J, Bazan G C, et al. Natl Acad Sci, 2002, 99: 10954-10957.

[123] Nielsen P E, Egholm M. Peptide Nucleic Acids: Protocols and Applications. Portland: Horizon Scientific Press, 1999.

[124] Stender H, Fiandaca M, Hyldig-Nielsen J J, et al. Methods, 2002, 48: 1-17.

[125] Egholm M, Buchardt O, Christensen L, et al. Nature, 1993, 365: 566.

[126] Nielsen P E. Accounts Chem Res, 1999, 32: 624-630.

[127] Nielsen P E. Opin Curr Struc Biol, 1999, 9: 353-357.

[128] Nielsen P E. Opin Curr Biotech, 1999, 10: 71-75.

[129] Gaylord B S, Massie M R, Feinstein S C, et al. Proc Natl Acad Sci, 2005, 102: 34-39.

[130] Gaylord B S, Heeger A J, Bazan G C. J Am Chem Soc, 2003, 125: 896-900.

[131] Wang S, Gaylord B S, Bazan G C. J Am Chem Soc, 2004, 126: 5446-5451.

[132] Xu H, Wu H, Huang F, et al. Nucleic Acids Res, 2005, 33: e83.

[133] Liu B, Bazan G C. J Am Chem Soc, 2004, 126: 1942-1943.

[134] Liu B, Bazan G C. Proc Natl Acad Sci, 2005, 102: 589-593.

[135] Sun C, Gaylord B S, Hong J W, et al. Nature Protocols, 2007, 2: 2148.

[136] Yang R, Garcia A, Korystov D, et al. J Am Chem Soc, 2006, 128: 16532-16539.

[137] Liu B, Dan T T T, Bazan G C. Adv Funct Mater, 2007, 17: 2432-2438.

[138] Wang Y, Liu B. Anal Chem, 2007, 79: 7214-7220.

[139] Doré K, Leclerc M, Boudreau D. J Fluoresc, 2006, 16: 259-265.

[140] Lee K, Povlich K L, Kim J. Adv Funct Mater, 2007, 17: 2580-2587.

[141] Yu M H, Tang Y L, He F, et al. Macromol Rapid Commum, 2006, 27: 1739-1745.

[142] Tian N, Tang Y, Xu Q, et al. Macromol Rapid Commun, 2007, 28: 729-732.

[143] Zhang C, Yeh H, Kuroki M T, et al. Nat Mater, 2006, 4: 826-831.

[144] Peng H, Zhang L, Kjällman T H M, et al. J Am Chem Soc, 2007, 129: 3048-3049.

[145] Algar W R, Krull U J. Analytica Chimica Acta, 2007, 581: 193-201.

[146] Duan X, Li Z, He F, et al. J Am Chem Soc, 2007, 129: 4154-4155.

[147] Duan X, Wei Y, Wang S, et al. Nat Protoc, 2009, 4: 984-991.

[148] Xu Q H, Gaylord B S, Wang S, et al. Proc Natl Acad Sci, 2004, 101: 11634-11639.

[149] Yan M, Rothberg L J, Kwock E W, et al. Phy Rev Lett, 1995, 75: 1992-1995.

[150] Rothberg L J, Yan M, Fung A W P, et al. Synth Met, 1997, 84: 537-538.

[151] Muller J G, Lemmer U, Feldmann J, et al. Phy Rev Lett, 2002, 88: 067901.

[152] Song J, Yang Q, Lv F, et al. ACS Appl Mater Interfaces, 2012, 4: 2885-2890.

[153] Song J, Zhang J, Lv F, et al. Angew Chem Int Ed, 2013, 52: 13020-13023.

[154] Floch F Le, Ho H A, Harding-Lepage P, et al. Adv Mater, 2005, 17: 1251-1254.

[155] Krishnamoorthy K, Gokhal R S E, Contractor A Q, et al. Chem Commun, 2004, 48: 820-821.

[156] Xu W, Xue X, Li T, et al. Angew Chem Int Ed, 2009, 48: 6849-6852.

[157] Zuo X, Xia F, Xiao Y, et al. J Am Chem Soc, 2010, 132: 1816-1818.

第 **5** 章

蛋白质检测

蛋白质占细胞干物质的 90%以上，是生命的物质基础，它与各种形式的生命活动紧密联系在一起，具有许多重要的功能，如构造身体、修补组织、维持机体正常的新陈代谢和各类物质在体内的输送、维持机体内渗透压的平衡及体液平衡、维持神经系统的正常功能、催化体内全部的化学反应和调节体内各器官的生理活性等。人类许多疾病与蛋白质结构、活性、功能的变异息息相关。一些重大疾病，如阿尔茨海默病、癌症等，其发生或形成过程与一些特定的酶活性密切相关，以这些酶分子为靶标发展药物并进行药物筛选成为治疗疾病的一个重要途径。蛋白质的识别、检测对获取生命过程中的化学与生物信息、阐明生物体系中的信息传递过程以及对疾病的诊断与治疗都具有重要的意义。

基于功能有机共轭分子的蛋白质传感，依据被检测蛋白质的不同可分为两类，一类是根据酶活性来设计的，通过酶诱导底物发生化学反应引起体系光学性质变化而进行传感，这一类往往是将底物或底物反应后的产物作为分析物；另一类是以蛋白质本身或者蛋白质识别的目标分子作为分析物而设计的传感体系。目前功能有机共轭分子探针在蛋白质传感中大多被用作荧光报告分子，即在目标分子出现后有机共轭分子的荧光发生猝灭或恢复。按照生物传感策略可将目前的基于水溶性功能有机共轭分子的生物大分子传感设计分为三类：①基于 FRET 或 PET 过程的传感；②基于共轭聚合物聚集行为的传感；③基于共轭聚合物构象改变的传感。

5.1 亲和蛋白的荧光分析法

链霉亲和素(streptavidin)与亲和素(avidin)可以结合四个生物素(biotin)分子，二者结合形成复合物的解离常数很小，呈现不可逆反应性，这种结合不仅亲和力高(比抗体抗原间的亲和力至少高 1 万倍)，而且专一性强[1]。凝集素蛋白和毒素蛋白不仅可以识别糖蛋白和糖肽中复杂的碳水化合物而且对其呈现特异性、专一性的多价结合能力[2,3]。这种能够特异性、专一性、多价结合配体的蛋白质统称为亲和蛋白。

亲和蛋白常用的分析方法有同位素标记法[4,5]、酶参与分析法[6,7]、SPR 法[2]、毛细电泳法[8]、电子显微镜法[9]和荧光分析法[10-12]等。前五种方法具有试剂昂贵、操作复杂、分析时间长及非线性响应等诸多缺陷，而荧光分析法则具有便宜、简单、响应速度快、对周围环境变化敏感等优势[13,14]，因此在亲和蛋白分析中被广泛应用。

5.1.1　基于荧光强度变化的荧光分析法

根据荧光强度的变化检测目标分子是目前大部分荧光检测体系的主要检测方法。通过荧光强度的变化来检测亲和蛋白的机理主要有两种：①使用染料分子或聚合物标记的配体，待检测体系中存在的蛋白质能和配体发生特异性结合，这种多价结合作用诱导染料分子或聚合物发生聚集诱导的自猝灭，荧光强度降低；②额外引入光学检测平台，在分析过程中，检测平台会经历荧光猝灭到恢复或荧光增强到猝灭的变化过程。

基于第一种机理的蛋白质分析法必须选用能够产生自猝灭现象的染料分子。Swanson 研究组构建了亲和素的检测体系[1]，制备了氟硼荧（BODIPY，图 5-1）染料标记的生物素 $B_{581/591}$-biotin。亲和素分子中含有四个对称的 $B_{581/591}$-biotin 的结合位点，为了使氟硼荧染料标记的生物素尽可能快而多地扩散到亲和素结合位点附近，同时尽量消除非特异性相互作用的影响，他们尝试了三种不同的方法：①均相水溶液中检测；②标记的生物素固定在可自由扩散的磷脂微球表面；③非均相检测，磷脂层涂布的玻璃板用作识别界面。此体系不仅可以直接用于分析生物素，还可以利用竞争性结合原理分析生物素。

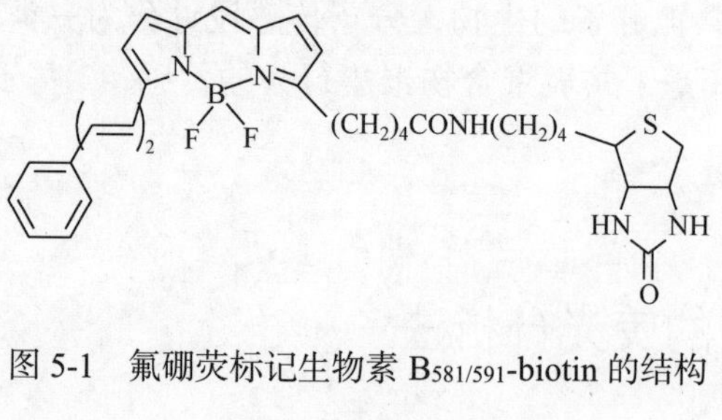

图 5-1　氟硼荧标记生物素 $B_{581/591}$-biotin 的结构

市面上销售的荧光素标记的生物素，因其臂长适宜，使得生物素结合链霉亲和素时，荧光素可以包埋在同侧邻近的空腔里，造成荧光自猝灭的假象[图 5-2(a)]，干扰分析过程[13,15,16]。为了优化检测体系，Gruber 小组设计合成了臂长变短的荧光素标记的生物素[14,17]，经实验证实，它们不仅没有影响生物素的亲和特性，而且很好地消除了假阳性的特异性作用[图 5-2(b)]。

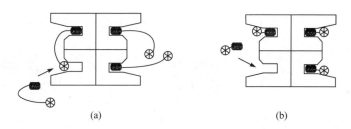

图 5-2　不同臂长荧光素标记的生物素与链霉亲和素作用示意图
(a)长臂连接易出现假阳性；(b)短臂连接可消除假阳性

　　基于第二种机理的分析方法需要引入光学检测平台，它既可以是水溶性共轭聚合物也可以是染料聚集体。共轭聚合物由于其独特的光收集和信号放大效应特别适合用作光学检测平台。Whitten 研究组于 1999 年开发了第一个猝灭剂-系链-配体(quencher-tether-ligand, QTL)检测系统，它是基于蛋白质和蛋白质受体之间的分子识别原理设计的[18]。利用生物素修饰的甲基紫(B-MV^{2+})与特异性底物亲和素识别，通过可逆的荧光恢复来检测亲和素，检测原理如图 5-3 所示。在水溶液中，阳离子电子受体(MV^{2+})在很低的浓度条件下就可以有效地猝灭阴离子聚对苯撑乙烯(PPV)的荧光，猝灭常数(K_{sv})达到了 1.7×10^7 mol/L，远远大于其他体系的猝灭效率。加入共价连接生物素的 B-MV^{2+}，阴离子 PPV 的荧光被有效地猝灭，当再加入蛋白质亲和素后，PPV 的荧光又被恢复。

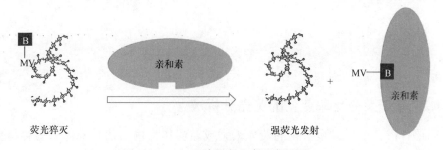

荧光猝灭　　　　　　　　　　强荧光发射

图 5-3　QTL 法检测亲和素示意图[18]

　　2004 年，Bazan 小组对该体系进一步进行了拓展研究[19]。他们分析了该体系在水及缓冲溶液中不同的作用机理，一方面在水中静电作用占主要地位但缓冲溶液中则以疏水作用为主，另一方面等电点为 10 的亲和素在 pH 为 8.9 的缓冲溶液中呈正电性，易于与阴离子聚合物结合，最终得到了缓冲溶液中和水中不同的检测结果，亲和素的加入进一步加剧了聚合物荧光的猝灭而不是恢复聚合物的荧光（图 5-4）。

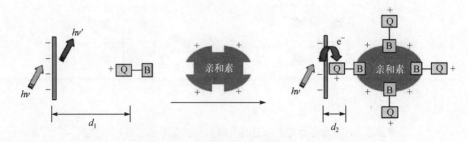

图 5-4　缓冲溶液中亲和素的加入加剧了聚合物的猝灭现象[19]

Q 代表猝灭剂，B 代表生物素

利用共轭聚合物与亲和素之间的非特异性相互作用，2005 年，Cao 等利用新型的阴离子水溶性聚芴与末端带有生物素和猝灭剂的底物，也设计了带有正电荷的亲和素的检测体系，如图 5-5 所示[20]。

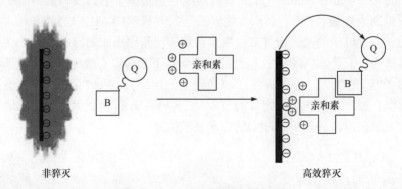

非猝灭　　　　　　　　　　　　　　　高效猝灭

图 5-5　亲和素检测体系示意图[20]

5.1.2　基于荧光比率变化的荧光分析法

单一依靠染料或聚合物的荧光增强或减弱作为输出信号的体系更容易受到光漂白和溶液环境(pH、温度和极性等)的影响，为了更加有效地解决这一问题，基于荧光比率的方法得到广泛发展。荧光比率测定主要是通过目标蛋白质加入前后两个荧光峰的强度比值对目标分子进行分析。这种方法可以消除环境的影响，得到更加可靠的检测结果，同时可以降低背景对检测的影响，提高体系的检测灵敏度。

荧光比率测定亲和蛋白的机理主要是 FRET。与基于自猝灭的亲和蛋白检测体系设计思路一致，不同之处是需要将同种染料标记的配体换作由供体(donor)和受体(acceptor)对标记的配体，或将猝灭剂标记的配体换作发光聚合物的能量受体标记的配体即可。

蛋白质作为呈现一定电荷特性的生物大分子，自身很容易和离子型水溶性聚合物发生非特异性相互作用，干扰检测过程。为了消除这种不利因素，Wang 课题组利用荧光比率法，设计了一种检测链霉亲和素的传感器，并利用电荷中性复合物(CNC)消除非特异性相互作用，进一步优化了共轭聚合物在蛋白质检测中的应用[21]。如图 5-6 所示，Fl-B 为一端带有生物素(B)分子，另一端连有负电荷的染料荧光素(Fl)的分子探针，生物素与中性链霉亲和素具有很强的特异相互作用，因此，当链霉亲和素被加入探针 Fl-B 溶液中，探针的生物素端迅速结合到链霉亲和素表面，而荧光素端则被埋入空的结合位点中，加入聚合物没有能量转移；相反当 Fl-B 溶液中被加入非特异蛋白，如牛血清白蛋白(BSA)，聚合物和荧光素通过静电相互作用拉近距离，发生较强的 FRET。

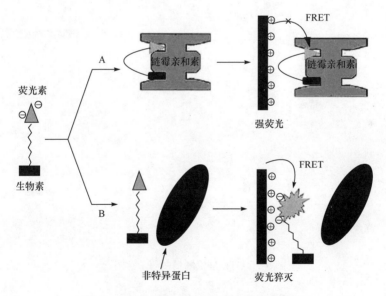

图 5-6　荧光比率法测定链霉亲和素含量[21]

5.2　酶的荧光分析法

酶在大量化学反应中扮演着重要的角色，酶分析使人们对这些酶反应有更深刻的了解和认识。酶不同于普通的蛋白质，对其进行标记会改变催化活性，降低反应效率，因此酶活性的研究通常借助于底物完成。使用标记的底物进行酶活性研究的优势就在于它与酶的反应及信号输出都有直接联系。

5.2.1 基于荧光强度变化的荧光分析法

对于酶反应体系，通过微球改进的 QTL 策略也得到了很好的实施(图 5-7)。酶底物分子(如多肽)两端分别修饰生物素和猝灭基团，并与聚合物修饰的微球表面产生静电吸引而猝灭聚合物荧光，当出现相应的酶(如相应的蛋白酶)催化水解底物后，猝灭基团离开微球表面，从而恢复聚合物的荧光。QTL 探针是基于特异性相互作用设计的，根据分析物的不同来调整系链(tether, T)和配体(ligand, L)，功能有机共轭聚合物可以作为通用的探针与 QTL 探针构成高效猝灭体系(有时需要金属离子作为桥梁)[22]，而且在固相化以后，共轭聚合物在水相中普遍发生的不利的自猝灭现象得到了很好的解决，荧光量子效率高而且稳定性较好。QTL 策略在蛋白酶、激酶、磷酸酶等酶活性方面的检测都具有很成功的实例[22-25]。

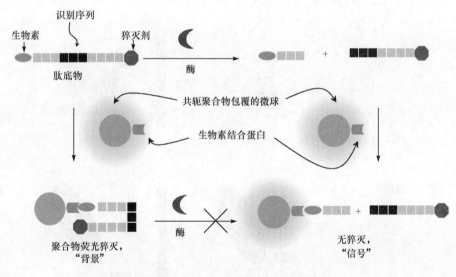

图 5-7 QTL 法检测蛋白酶示意图[22]

除了 QTL 方法，Schanze 研究组以阴离子聚对苯撑乙炔为信号转导体，通过静电相互作用与底物分子相结合，采用"点亮"(turn-on)和"关闭"(turn-off)两种策略设计了一种新的检测蛋白酶活性的生物传感器[26]。turn-on 是蛋白酶催化水解底物后使猝灭基团与共轭聚合物的静电作用消失进而拉开两者的距离，产生共轭聚合物的荧光恢复，此方法可以对纳摩尔范围内的蛋白酶和凝血酶活性进行分析；turn-off 是蛋白酶催化水解底物产生猝灭基团而并不改变电荷性质，致使共轭聚合物的荧光随着猝灭基团的生成而逐渐减弱，基于这一原理，实现了对木瓜蛋白酶的活性分析（图 5-8）。实时形式的"turn-on"动力学实验可以提供表征酶结合底物及催化底物反应的动力学参数，但基于静电作用方式的不足之处是静电作用对离子强度比较敏感，容易受到环境的影响。在此基础之上，研究人员以聚合物的荧光猝灭为机理设计了多种传感器用来检测蛋白质，如亲和素[27]等。

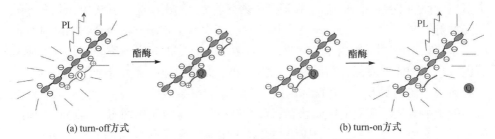

(a) turn-off 方式　　　　　　　　　　　(b) turn-on 方式

图 5-8　turn-off 及 turn-on 法检测蛋白酶活性策略[26]

PL. 光致发光

　　Liu 等[28]用阴离子型聚合物 BpPPESO₃ 为荧光探针通过"turn-off"策略实现了对磷脂酶 C（PLC）的实时检测。如图 5-9 所示，BpPPESO₃ 在水溶液中因聚集严重导致荧光量子效率很低。磷脂是天然的表面活性剂，表面活性剂可以大幅提高共轭聚合物的荧光量子效率。磷脂 10CPC 头部的胆碱基团带正电荷，与 BpPPESO₃的磺酸根存在静电吸引，尾部为强疏水性的烷基链，与 BpPPESO₃ 的主链产生很强的疏水相互作用，削弱了聚合物主链之间的相互作用。在静电作用和疏水作用的驱动下，聚集体解离，BpPPESO₃荧光增强数十倍。PLC 存在时，磷脂 10CPC带有的部分电荷被释放进入溶液，剩余部分为强疏水分子转而诱导 BpPPESO₃ 的聚集，导致 BpPPESO₃荧光发生猝灭。优化条件后，得到归一化曲线，可以计算酶促反应中的底物浓度变化，进而求出各个反应动力学参数。这种方法具有很好的通用性，在分析不同的酶的活性时，只需改变酶底物分子的化学结构。

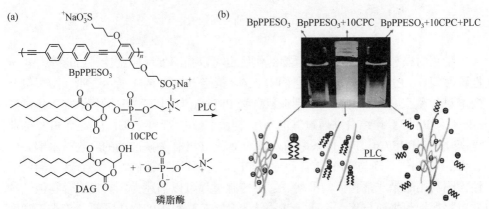

图 5-9　(a) 聚合物、底物的结构及磷脂酶 C 水解反应；(b) 磷脂酶 C 检测示意图[28]

在蛋白质的生物传感研究方面，除了利用聚合物的荧光猝灭-恢复体系来检测目标分子，利用聚合物的构象标记变化检测蛋白质也屡见报道。适配体(aptamer)是能够特异性识别蛋白质、细胞或有机底物的 DNA 或 RNA 序列[29-31]，基于适配体发展起来的蛋白质检测方法具有无标记、简单、灵敏度高等优点。适配体是一个带负电荷的 DNA 序列，易于和阳离子聚合物发生作用，诱导其构象变化并伴随荧光发射的改变[32-36]。Leclerc 等利用这种机理设计了基于共轭聚合物的凝血酶检测体系(图 5-10)[37]。阳离子聚噻吩衍生物在自由形态时量子效率较高并且溶液呈黄色；与适配体形成复合物后因聚合物的共平面性增加而大大降低了量子效率；在凝血酶存在的情形下，适配体与凝血酶的结合导致其发生构象变化，从而使聚合物处于半聚集半平面的中间状态，荧光发射强度也位于中间态，实现对凝血酶的分析。这种方法成本低、响应快并且易于实现高通量检测。后来，Leclerc 小组在此基础上发展了一种新的可响应性生物芯片，用来检测凝血酶，该研究工作为基因组学和蛋白质组学在简单、快速、多参数分析方面开辟了一个新的窗口[38]。2006 年，该小组还利用电化学的方法实现了凝血酶的检测[39]。

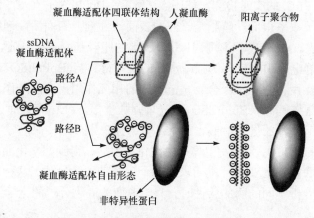

图 5-10　凝血酶的检测示意图[37]

游离的猝灭分子与共轭聚合物的作用也可以被酶促反应调控，Liu 等[40]对碱性磷酸酶(ALP)的实时检测就是采取的这个策略。如图 5-11 所示，带羧酸根侧基的聚对苯撑乙炔 PPE 与铜离子形成复合物 PPE/Cu^{2+}后其荧光被猝灭，加入焦磷酸(PPi)，PPi 与 Cu^{2+}结合并通过静电相斥作用将 Cu^{2+} 带离 PPE，从而使 PPE 的荧光恢复。向 PPE/Cu^{2+}/PPi 体系中加入磷酸酶后，PPi 作为磷酸酶的底物被水解并释放 Cu^{2+}，Cu^{2+} 重新与 PPE 结合而导致 PPE 荧光猝灭。他们[41]对腺苷酸激酶的活性检测利用的是非常相似的策略。这种传感过程可以描述为：共轭聚合物被一种效应物保护起来而与猝灭剂或能够诱导聚合物荧光猝灭的物质隔开，荧光正常发射；当存在目标蛋白分子时，效应物被破坏导致聚合物失去保护造成聚合物荧光猝灭。这也是 Schanze 和 Whitten 小组在应用 PPE 修饰的微球检测磷脂酶 A2（PLA2）活性时提出的"受阻超猝灭"策略的基本原理[42]。

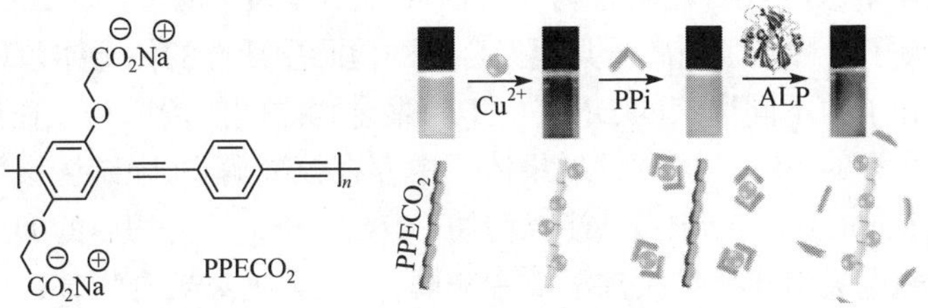

图 5-11　碱性磷酸酶的检测[40]

Swager 研究组对蛋白酶的检测则采取了将猝灭基团修饰的多肽底物共价连接到共轭聚合物侧链上的策略[43]。如图 5-12 所示，为提高 PPE 的水溶性、减少 PPE 的聚集，他们在 PPE 侧链上修饰了寡聚乙二醇链。尽管如此，因为 PPE 主链的疏水性较强、多肽的水溶性也较差，PPE 在水溶液中仍然形成聚集体，而且对胰蛋白酶没有响应。最终，借助于高浓度的表面活性剂，胰蛋白酶催化的底物水解释放猝灭基团，PPE 的荧光得到"turn-on"。这个方法还被用于蛋白酶抑制剂的筛选。相比于静电作用，共价修饰的策略优缺点都很明显，优点是检测不受离子强度干扰，也不需要考虑其他带电荷试剂的干扰；缺点是水溶性需要改进，此外共价修饰可能影响到酶结合和催化底物的活性（一般会降低酶活性），这可以看作聚合物探针相比小分子探针不足的地方。正因为如此，目前基于共轭聚合物的蛋白质检测的报道多数是采取静电方式的策略，充分发挥共轭聚合物在传感方面易于调节的长处。

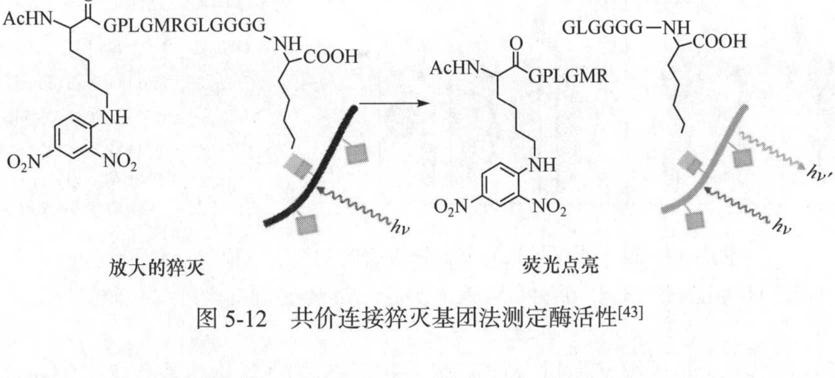

放大的猝灭　　　　　　　　荧光点亮

图 5-12　共价连接猝灭基团法测定酶活性[43]

5.2.2　基于荧光比率变化的荧光分析法

目前，在已知的蛋白质传感器中，大部分传感器是以共轭聚合物的荧光强度变化作为传感信号。Heeger 和 Bazan 研究发现，在水溶性聚对苯撑乙烯与蛋白质的相互作用中，非特异性相互作用也会影响聚合物荧光信号的检测[44]。

Wang 课题组利用基于 FRET 机理的荧光比率技术和水溶性共轭聚合物的光捕获特性，优化了水溶性共轭聚合物在蛋白质传感体系中的应用。2007 年，Wang 课题组又发展了一种基于阳离子共轭聚合物的检测酶活性的传感体系(图 5-13)[45]。标记荧光素分子的不同形状的 DNA 由于与聚合物之间的静电相互作用，能够发生聚合物到荧光素的 FRET 过程，如果体系中存在核酸酶(非限制性核酸酶 S1 或限制性核酸酶 BamH1 和 EcoR1)，能够剪切 DNA 分子，被剪切后的 DNA 片段与聚合物之间的静电吸引作用在缓冲溶液中减弱，荧光素远离聚合物，FRET 过程消失。因此通过酶作用前后阳离子聚芴/DNA 复合物 FRET 信号的变化实现对酶活性的检测。该体系还可以扩展到 DNA 甲基化转移酶的灵敏检测，此方法利用荧光比率实现了对 DNA 的限制性和非限制性内切酶及 DNA 甲基化酶的高灵敏度检测，并且操作简单、快速、不需要分离操作，具有很大的应用潜力。在此基础上利用水溶性阳离子聚芴和 5′端标记荧光素、TR 和 Cy5 的 Y 型 DNA 构建了核酸酶的多重检测体系，并且该体系可以构建不同类型的逻辑门，可以通过不同的逻辑信号来同时检测多种核酸酶[46]。

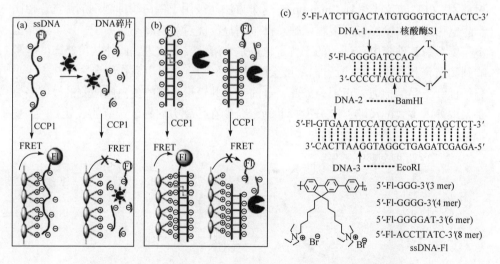

图 5-13　基于水溶性阳离子共轭聚合物的核酸酶检测示意图[45]

(a)非限制性核酸酶检测；(b)限制性核酸酶检测；(c)核酸酶作用位点及共轭聚合物结构式

随后，Wang 课题组又通过合成阳离子和阴离子的聚芴并苯并噻二唑衍生物设计了碱性磷酸酶和胰蛋白酶的可视检测体系(图 5-14)[47]。首先加入带有相反电荷的底物和聚合物发生静电相互作用诱导聚合物发生聚集，从而导致聚合物发生分子间的能量转移,溶液的颜色发生变化,荧光也由蓝色变为绿色;而加入特异性的酶后,底物被酶切为带有电荷的小片断,聚集体被破坏,溶液的颜色恢复,荧光恢复为蓝色。通过检测溶液颜色或者荧光颜色的变化实现了对碱性磷酸酶和胰蛋白酶的特异性检测。

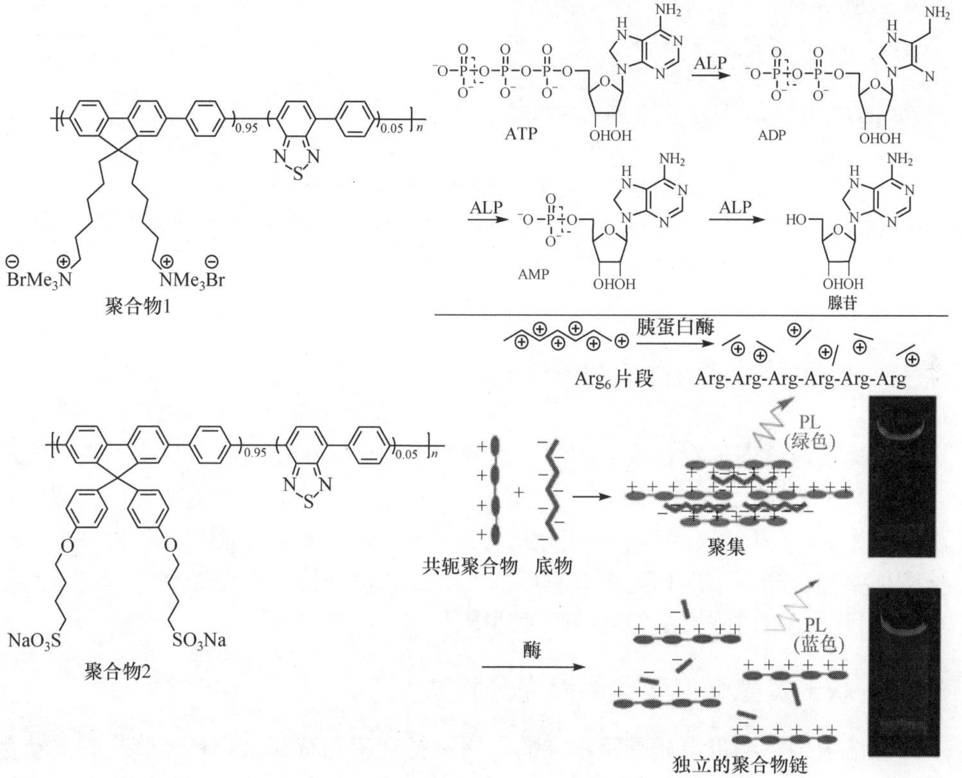

图 5-14 碱性磷酸酶和胰蛋白酶的可视检测体系示意图[47]

此外,Wang 课题组还发展了基于阴离子水溶性聚芴 PFP-SO$_3^-$ 的乙酰胆碱酯酶活性检测体系,在乙酰胆碱(ACh)上修饰猝灭剂对甲基红用作乙酰胆碱酯酶(AChE)的底物[48]。在水溶液中,由于静电相互作用,带有相反电荷的聚合物与修饰猝灭剂的底物分子形成静电复合物,聚合物的荧光被猝灭剂有效地猝灭,猝灭效率在 99% 以上。乙酰胆碱酯酶分子作用后,产生胆碱和带有负电荷的猝灭剂,由于静电斥力,聚合物远离猝灭剂,荧光信号增强,实现了对酶活性的检测(图 5-15),通过该体系还实现了对乙酰胆碱酯酶抑制剂的高灵敏度筛选。这些体系为快速灵敏检测酶活性提供了简便的混合检测技术,有望用于具有抑制酶活性的新药筛选。

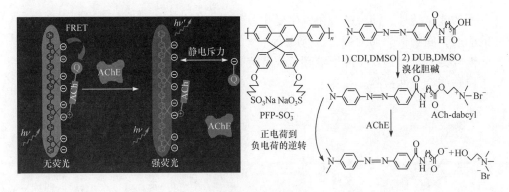

图 5-15 乙酰胆碱酯酶的检测体系示意图[48]

CDI. 羰基二咪唑；DMSO. 二甲基亚砜；DUB. 1,8-二氮杂双环[5.4.0]十一碳-7-烯；dabcyl. 4-(4'-二甲基氨基偶氮苯基)苯甲酸，作为荧光猝灭基团

5.3 其他蛋白质的荧光分析法

普通蛋白质不具有相应的配体，检测体系的设计比较困难，只能对蛋白质是否存在给出响应，或者通过自身的特点(如具有缺电子中心[49,50]或特异性识别的适配体[51,52]等)完成检测过程，因此分析更具个性，不具有可复制性。若将多个个性检测体系集合到一个序列阵中就有可能实现高通量分析，大大提高工作效率，此项研究目前在蛋白质检测领域备受关注[53,54]。

5.3.1 基于荧光强度变化的荧光分析法

在溶液中检测蛋白质是否存在的常用染料有荧光胺和氰染料。荧光胺单独存在时没有荧光，但是可以和蛋白质的一级氨基反应而发出强烈的绿光[55]。疏水的氰染料能结合蛋白质和十二烷基硫酸钠(SDS)的复合物并伴随着荧光的增强[56]。但是这些染料存在一定的缺点，如反应时间长、染料易于聚集、非线性响应等[57]，为了解决这些问题，Yokoyama 研究组设计合成了如图 5-16 所示的新荧光试剂，并基于分子内电荷转移(ICT)实现了对牛血清血蛋白(BSA)的分析[58]。ICT 分子对外部环境很敏感，它们的量子效率会随着环境疏水性的增强而增大，从而呈现出明显的荧光光谱变化[59,60]。

亲和蛋白的分析体系需要将电子受体连接到配体上，通过给体和受体的能量猝灭或转移作用间接实现对蛋白质的检测。具有缺电子中心的蛋白质能够作为电子受体直接参与能量转移过程，不需要做任何标记就可以实现对蛋白质的分析，从而大大简化了检测过程。共轭聚合物因其良好的水溶性以及荧光响应特性而在

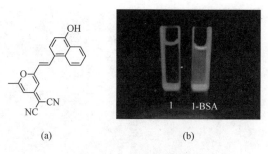

图 5-16 BSA 检测示意图[58]

(a) 荧光试剂分子结构式；(b) 荧光显色：1 为未加 BSA 的单独荧光试剂，1-BSA 为 BSA+荧光试剂

蛋白质检测领域受到广泛关注，而共轭聚合物与目标分子间直接发生的电子或能量转移过程使得共轭聚合物可以非常方便地检测金属蛋白质。

细胞色素 c（Cyt c）是一种含有亚铁血红素的蛋白质，等电点为 9.6，在中性溶液中带有正电荷。研究表明阳离子 Cyt c 与阴离子聚合物复合时，不仅可以作为电子受体，而且它的构象也非常有利于发生电子转移过程。2002 年，Heeger 小组报道 Cyt c 对带有相反电荷的聚对苯撑乙烯 PPV 产生高效猝灭效应，K_{sv} 甚至超过了 10^8 mol/L[61]。他们认为 PPV 与 Cyt c 中的血红素之间发生了强烈的电子转移，激发态电子传递给血红素并使血红素中的高价铁还原。同样，铁硫蛋白也是一种电子转移蛋白，带有相反电荷的共轭聚合物与其作用时也被报道发生强烈的荧光猝灭现象，K_{sv} 也接近 10^8 mol/L。Heeger 等推测高价铁得到共轭聚合物激发态电子而被还原，并提出如下机制

$$\text{MAL-PPV} \xrightarrow{hv} \text{MBL-PPV}^*$$
$$\text{MBL-PPV}^* + \text{Cyt c Fe(III)} \longrightarrow \text{MBL-PPV} + \text{Cyt c Fe(II)}$$

其中，MBL-PPV*代表聚合物的激发态；Cyt c Fe(III) 和 Cyt c Fe(II) 分别代表 Cyt c 细胞的氧化态和还原态。因静电作用是蛋白质与聚合物间形成复合物的主要推动因素，所以这一体系对负电荷缺电子蛋白质血红素氧还蛋白（Rd）不再适用，因而黄维等设计合成了阳离子聚合物并实现了对 Rd 的分析（图 5-17）[62]。他们经研究发现检测的灵敏度不仅与缓冲溶液的种类及强度相关，而且与所用聚合物的浓度密切关联。

共轭聚合物的聚集也可发生基于能量转移或电子转移的荧光自猝灭现象，科研工作者利用这一特性将待测蛋白的配体连接到聚合物上构建了基于聚合物自猝灭机理的亲和蛋白分析体系。糖可以特异性识别蛋白质、凝集素和细菌等，在细胞表面识别及信号传导方面发挥重要作用。Bunz 小组设计合成了末端连有 α-甘露糖的聚合物及相应的模型分子寡聚物，凝集素伴刀豆球蛋白（ConA）在低浓度条件下就可以很有效地诱导连有多配体的聚合物发生荧光的自猝灭，但对只连有两个配体的寡聚物影响却很有限，并且这种结合最终导致聚合物与 ConA 的复合物在

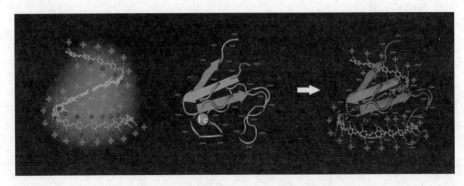

图 5-17 血红素氧还蛋白的检测示意图[62]

检测溶液中析出，沉淀物的透射电镜图片进一步证实了多价结合的推断[63]。此外，他们还深入分析了体系的猝灭机理，由于聚合物荧光寿命非常短，只有 0.3 ns，非常难于发生动态猝灭，因此这一检测体系中静态猝灭机理占主导地位。Bunz 小组于 2008 年又合成了连接链更长的糖基聚合物，以充分消除聚合物的存在对特异性相互作用的影响，并且他们再一次对检测机理进行了深入研究，认为是多个聚合物而不仅仅是一个聚合物分子的结合才产生了猝灭现象(图 5-18)[64]。刘海英研究组基于类似的荧光自猝灭机理设计合成了聚噻吩衍生物和聚苯衍生物，也实现了对凝集素蛋白 ConA 的分析[65,66]。

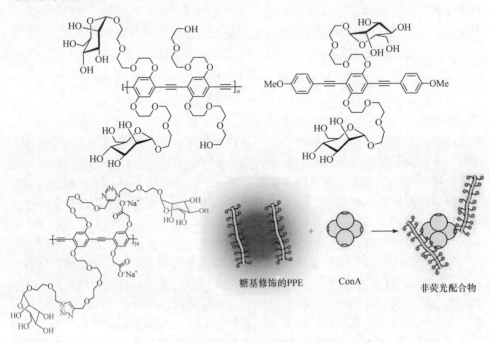

图 5-18 凝集素蛋白 ConA 检测示意图[64]

共轭聚合物不仅具有高强度的荧光发射，而且具有各种不同的电荷特性及分子大小，这种结构特征可以使共轭聚合物与蛋白质以多种方式发生相互作用，并产生独特的荧光响应信号以区分蛋白质。Rotello 小组基于这一原理设计了共轭聚合物阵列并对 17 种蛋白质进行了分析，给出了各自的指纹图(图 5-19)[67]。

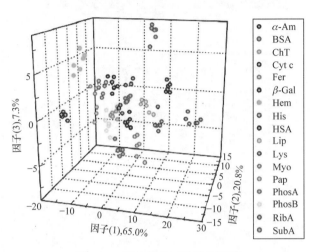

图 5-19　蛋白质的三维指纹图[67]

此外，Anslyn 研究组利用寡肽修饰的树脂球分析了五种蛋白质，此检测的机理是吸入指示剂时树脂球可以产生变色效应[68]。Ellington 等利用适配体与蛋白质间的特异性作用发展了适配体阵列，实现了多蛋白质检测[69,70]。

金纳米粒子可以很好地猝灭聚合物的荧光，基于蛋白质和金纳米粒子对共轭聚合物的竞争性结合作用，Rotello 和 Bunz 小组构建了"化学鼻"传感体系实现了蛋白质的高通量分析[71]。他们利用水溶性阴离子聚合物与修饰有正电荷的金纳米粒子[72,73]的传感体系(图 5-20)，结合线性判别分析(linear discriminant analysis, LDA)的方法实现了对不同性质蛋白质的检测和鉴别。静电和疏水相互作用促使金纳米粒子和聚合物紧密结合[74]，金纳米粒子可以高效地猝灭聚合物的荧光，加入蛋白质后，蛋白质和金纳米粒子竞争性地结合共轭聚合物，而且不同的蛋白质所带电荷及电荷密度、等电点等的不同会使聚合物的荧光信号发生不同的变化，所以该方法实现了对不同类型蛋白质的检测。该小组[75]基于相似的原理利用绿色荧光蛋白(green fluorescence protein, GFP)[76,77]和金纳米粒子实现了血清中蛋白质的检测。

Leclerc 和 Inganäs 等发现聚噻吩类的共轭聚合物在水溶液中的光学性质依赖于聚噻吩骨架的空间结构形式[78,79]。生物大分子(如 DNA 或蛋白质)与聚噻吩的结合能够调控聚噻吩的空间结构，进而使聚噻吩的光学性质(如吸收和发射光谱)发

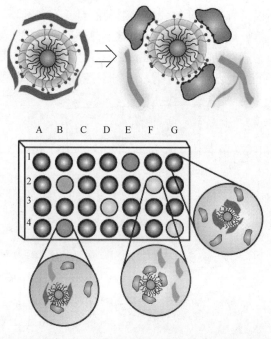

图 5-20　利用共轭聚合物和金纳米粒子检测蛋白质示意图[72]

生可供检测的显著变化。许多关于 DNA 和蛋白质灵敏传感的体系都是基于这个原理设计的，这种传感体系的优点在于检测过程中可以产生紫外吸收、CD 光谱以及荧光发射等多重光学响应，并且免标记，甚至可以实现目测颜色的变化而不需要借助于任何光学仪器。

　　Nillson 和 Inganäs 小组合成了带有氨基酸侧链的聚噻吩，围绕多肽和蛋白质开展了大量极有特色的工作。带有氨基酸侧链的聚噻吩可以结合合成多肽，并随着合成多肽构型的改变(从无规则形态到四螺旋二聚体)产生吸收光谱和 CD 光谱的显著变化，光谱的变化同样来源于聚合物本身空间结构的变化(从无规则形态到平面化和螺旋化)以及聚集态的变化[80]。不含手性基团的聚噻吩与无规则形态的合成多肽结合形成规则的复合物，聚合物的羧基与多肽赖氨酸残基的氨基之间的相互作用导致复合物中聚合物的骨架产生手性信号[81]。带有氨基酸侧链的聚噻吩对钙调蛋白(CaM)以及 CaM 与钙调磷酸酶(一种 CaM 结合蛋白)相互作用的检测，也是基于这个原理[82]。该小组最富有成效的工作是他们发现了聚噻吩对蛋白质聚集体的特异性结合作用，而且在结合蛋白质纤维后荧光光谱发生变化，并将此发现应用于阿尔茨海默病等疾病的诊断[83-90]。

5.3.2　基于荧光比率变化的荧光分析法

　　某些荧光染料如芘、苝和蒽等分子及其衍生物对环境极其敏感，并且在一定条件下可形成激发态缔合物，发生从单体发射到激发态缔合物的转换。例如，当两个芘分子相互靠近时，荧光光谱会从 390 nm 的单体发射峰转换为 480 nm 的激发态缔合物发射峰[91]。Tan 等基于芘的这一性质构建了荧光比率测定的蛋白质分析体系[92]。适配体两端均用芘分子标记，当结合目标蛋白质血小板衍生生长因子（PDGF）时，其构象发生变化，荧光光谱从单体发射峰转换为激发态缔合物的峰，达到蛋白质检测的目的。芘激发态缔合物的荧光寿命约为 40 ns，比背景（5 ns）长很多，借助于时间分辨的测量方法就可以消除背景的影响，无须对样品进行预处理即可实现目标蛋白质的检测。

　　Bunz 等发现利用阳离子共轭聚合物作为生物传感器，聚合物与蛋白质之间存在非常强的非特异性相互作用[93]。为了减小非特异性相互作用的影响，Heeger 和 Bazan 利用阴离子共轭聚合物及饱和的阳离子聚合物以电荷比 1∶1 形成电中性配合物（CNC）为信号转导体（图 5-21），可以降低非特异性相互作用的影响，并利用该体系来检测抗-2,4-二硝基酚抗体蛋白（anti-DNP Ab），如免疫球蛋白 G（IgG）[94]。

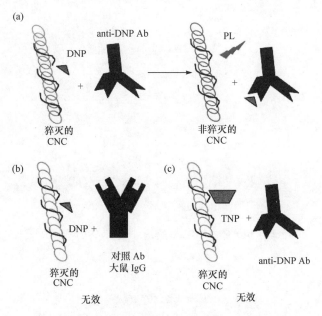

图 5-21　CNC 为探针检测 anti-DNP 抗体示意图[94]

TNP. 三硝基苯酚

　　Wang 课题组[95]基于距离依赖性的金属增强荧光（metal-enhanced fluorescence,

MEF)效应开发了一种光学纳米体系,用于无标记的蛋白质检测。其用于特定的抗原检测的原理如图 5-22 所示。水溶性的阳离子型共轭聚合物 PFVCN 作为荧光信号源,负载了银纳米棱柱(silver nanoprism, Ag NPR)的石英片作为荧光放大基底。这种金属基底由聚乙烯亚胺(polyethyleneimine, PEI)/聚丙烯酸[poly-(acrylic acid), PAA]双层组成的隔离层覆盖。当抗原与 PAA 上的羧基进行生物偶联后,抗原-抗体的识别就可以改变最外层吸附的 PFVCN 与底部的银纳米结构间的距离,从而调节 MEF 效应,并进一步实现对 PFVCN 荧光信号的调节。该纳米光学尺系统成功用于检测肿瘤细胞表面的靶抗原,实现了对肿瘤细胞的高灵敏度、高选择性识别与检测。

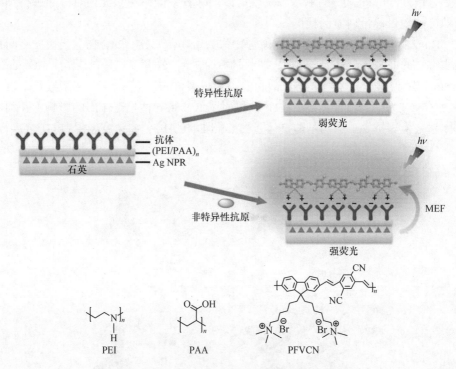

图 5-22 检测体系的构建及特异性抗原检测的示意图[95]

参 考 文 献

[1] Song X, Swanson B. Anal Chim Acta, 2001, 442: 79-81.

[2] Smith E, Thomas W, Kiessling L, et al. J Am Chem Soc, 2003, 125: 6140-6148.

[3] Mammen M, Choi S, Whitesides G. Angew Chem Int Ed, 1998, 37: 2754-2794.

[4] Groman E, Rothenberg J, Bayer E, et al. Methods Enzymol, 1990, 184: 208-217.

[5] Mock D, DuBois D. Anal Biochem, 1986, 153: 272-278.

[6] Bayer E, Ben-Hur H, Wilchek M. Methods Enzymol, 1990, 184: 217-223.

[7] Niedbala R, Gergits III F, Schray K. J Biochem Biophys Methods, 1986, 13: 205-210.

[8] Hong M, Cassely A, Mechref Y, et al. J Chromatogr B, 2001, 752: 207-216.

[9] Gestwicki J, Strong L, Kiessling L. Angew Chem Int Ed, 2000, 39: 4567-4570.

[10] Lin H, Kirsch J. Methods Enzymol, 1979, 62: 287-289.

[11] Kurzban G, Gitlin G, Bayer E, et al. J Protein Chem, 1990, 9: 673-682.

[12] Mock D, Horowitz P. Methods Enzymol, 1990, 184: 234-240.

[13] Gruber H, Kada G, Marek M, et al. Biochim Biophys Acta, 1998, 1381: 203-212.

[14] Kada G, Falk H, Gruber H. Biochim Biophys Acta, 1999, 1427: 44-48.

[15] Livnah O, Bayer E, Wilchek M, et al. Proc Natl Acad Sci, 1993, 90: 5076-5080.

[16] Pugliese L, Coda A, Malcovati M, et al. J Mol Biol, 1993, 231: 698-710.

[17] Kada G, Kaiser K, Falk H, et al. Biochim Biophys Acta, 1999, 1427: 44-48.

[18] Chen L H, McBranch D W, Wang H L, et al. Proc Natl Acad Sci, 1999, 96: 12287-12292.

[19] Dwight S J, Gaylord B S, Hong J W, et al. J Am Chem Soc, 2004, 126: 16850-16859.

[20] Huang F, Wang X H, Wang D L, et al. Polymer, 2005, 46: 12010-12015.

[21] An L, Tang Y, Wang S, et al. Macromol Rapid Commun, 2006, 27: 993-997.

[22] Rininsland F, Xia W, Wittenburg S, et al. Proc Natl Acad Sci USA, 2004, 101: 15295-15300.

[23] Xia W, Rininsland F, Wittenburg S K, et al. Assay Drug Dev Technol, 2004, 2: 183-192.

[24] Kumaraswamy S, Bergstedt T, Shi X, et al. Proc Natl Acad Sci USA, 2004, 101: 7511-7515.

[25] Achyuthan K E, Bergstedt T S, Chen L, et al. J Mater Chem, 2005, 15: 2648-2656.

[26] Pinto M R, Schanze K S. Proc Natl Acad Sci USA, 2004, 101: 7505-7510.

[27] Huang F, Hou L, Shen H, et al. J Mater Chem, 2005, 15: 2499-2507.

[28] Liu Y, Ogawa K, Schanze K S. Anal Chem, 2008, 80: 150-158.

[29] Ellington A D, Szostak J W. Nature, 1990, 346: 818-822.

[30] Tuerk C, Gold L. Science, 1990, 249: 505-510.

[31] Robertson D L, Joyce G F. Nature, 1990, 344: 467-468.

[32] Ho H A, Boissinot M, Bergeron M G, et al. Angew Chem Int Ed, 2002, 41: 1548-1551.

[33] Leclerc M. Adv Mater, 1999, 11: 1491-1498.

[34] Faïd K, Leclerc M. J Am Chem Soc, 1998, 120: 5274-5278.

[35] Bernier S, Garreau S, Béra-Abérem M, et al. J Am Chem Soc, 2002, 124: 12463-12468.

[36] Ho H A, Leclerc M. J Am Chem Soc, 2003, 125: 4412-4413.

[37] Ho H A, Leclerc M. J Am Chem Soc, 2004, 126: 1384-1387.

[38] Abérem M B, Najari A, Ho H A, et al. Adv Mater, 2006, 18: 2703-2707.

[39] Floch F L, Ho H A, Leclerc M. Anal Chem, 2006, 78: 4727-4731.

[40] Liu Y, Schanze K S. Anal Chem, 2008, 80: 8605-8612.

[41] Liu Y, Schanze K S. Anal Chem, 2009, 81: 231-239.

[42] Chemburu S, Ji E, Casana Y, et al. J Phys Chem B, 2008, 112: 14492-14499.

[43] Wosnick J H, Mello C M, Swager T M. J Am Chem Soc, 2005, 127: 3400-3405.

[44] Dwight S J, Gaylord B S, Hong J W, et al. J Am Chem Soc, 2004, 126: 16850-16859.

[45] Feng F, Tang Y, He F, et al. Adv Mater, 2007, 19: 3490-3495.

[46] Feng X, Duan X, Liu L, et al. Angew Chem Int Ed, 2009, 48: 5316-5321.

[47] An L, Tang Y, Feng F, et al. J Mater Chem, 2007, 14: 4147-4152.

[48] Feng F, Tang Y, Wang S, et al. Angew Chem Int Ed, 2007, 46: 7882-7886.

[49] Cheng F, Zhang G W, Lu X M, et al. Macromol Rapid Commun, 2006, 27: 799-803.

[50] Sandanaraj B S, Demont R, Aathimanikandan S V, et al. J Am Chem Soc, 2006, 128: 10686-10687.

[51] Li B, Wei H, Dong S. Chem Commun, 2007, 1: 73-75.

[52] Cao Z, Suljak S W, Tan W. Curr Proteomics, 2005, 2: 31-40.

[53] Zhou H, Baldini L, Hong J, et al. J Am Chem Soc, 2006, 128: 2421-2425.

[54] Baldini L, Wilson A J, Hong J, et al. J Am Chem Soc, 2004, 126: 5656-5657.

[55] Jones L J, Haugland R P, Singer V L. BioTechniques, 2003, 34: 850-861.

[56] Bhown A S, Cornelius T W, Volanakis J E, et al. Anal Biochem, 1983, 131: 337-340.

[57] Pasternack R F, Fleming C, Herring S, et al. Biophys J, 2000, 79: 550-560.

[58] Suzuki Y, Yokoyama K. J Am Chem Soc, 2005, 127: 17799-17802.

[59] Sire O, Alpert B, Royer C A. Biophys J, 1996, 70: 2903-2914.

[60] Mazumdar M, Parrack P K, Bhattacharyya B. Eur J Biochem, 1992, 204: 127-132.

[61] Fan C H, Plaxco K W, Heeger A J. J Am Chem Soc, 2002, 124: 5642-5643.

[62] Cheng F, Zhang G W, Lu X M, et al. Macromol Rapid Commun, 2006, 27: 799-803.

[63] Kim I, Wilson J, Bunz U. Chem Commun, 2005, 10: 1273-1275.

[64] Phillips R, Kim I, Tolbert L, et al. J Am Chem Soc, 2008, 130: 6952-6954.

[65] Xue C, Luo F, Liu H. Macromolecules, 2007, 40: 6863-6870.

[66] Xue C, Jog S, Murthy P, et al. Biomacromolecules, 2006, 7: 2470-2474.

[67] Miranda O, You C, Phillips R, et al. J Am Chem Soc, 2007, 129: 9856-9857.

[68] Wright A, Griffin M, Zhong Z, et al. Angew Chem Int Ed, 2005, 44: 6375-6378.

[69] Kirby R, Cho E, Gehrke B, et al. Anal Chem, 2004, 76: 4066-4075.

[70] Collett J, Cho E, Ellington A. Methods, 2005, 37: 4-15.

[71] You C, Miranda O, Gider B, et al. Nat Nanotech, 2007, 2: 318-323.

[72] Kim I B, Erdogan B, Wilson J N, et al. Chem-Eur J, 2004, 10: 6247-6254.

[73] Mammen M, Choi S K, Whitesides G M. Angew Chem Int Ed, 1998, 37: 2754.

[74] Phillips R L, Miranda O R, Mortenson D E, et al. Soft Matter, 2009, 5: 607-612.

[75] De M, Rana S, Akpinar H, et al. Nat Chem, 2009, 1: 461-465.

[76] Kim I B, Dunkhorst A, Bunz U H F. Langmuir, 2005, 21: 7985-7989.

[77] Halkyard C E, Rampey M E, Kloppenburg L, et al. Macromolecules, 1998, 31: 8655-8659.

[78] Nilsson K P R, Inganäs O. Nat Mater, 2003, 2: 419-424.

[79] Ho H A, Leclerc M. J Am Chem Soc, 2004, 126: 1384-1387.

[80] Nilsson K P, Rydberg J, Baltzer L, et al. Proc Natl Acad Sci, 2003, 100: 10170-10174.

[81] Nilsson K P, Rydberg J, Baltzer L, et al. Proc Natl Acad Sci, 2004, 101: 11197-11202.

[82] Nilsson K P R, Inganäs O. Macromolecules, 2004, 37: 9109-9113.

[83] Herland A, Nilsson K P R, Olsson J D M, et al. J Am Chem Soc, 2005, 127: 2317-2323.

[84] Herland A, Björk P, Nilsson K P R, et al. Adv Mater, 2005, 17: 1466-1471.

[85] Herland A, Björk P, Hania P R, et al. Small, 2007, 3: 318-325.

[86] Peter K, Nilsson R, Hammarström P. Adv Mater, 2008, 20: 2639-2645.

[87] Nilsson K P R, Herland A, Hammarström P, et al. Biochemistry, 2005, 44: 3718-3724.

[88] Peter K, Nilsson R, Hammarström P, et al. ChemBioChem, 2006, 7: 1096-1104.

[89] Björk P, Persson N K K, Peter R N, et al. Biosens Bioelectron, 2005, 20: 1764-1771.

[90] Filippini D, Åsberg P, Nilsson P, et al. Sens Actuators B, 2006, 113: 410-418.

[91] Caldwell R, Creed D, DeMarco D, et al. J Am Chem Soc, 1980, 102: 2369-2377.

[92] Yang C, Jockusch S, Vicens M, et al. Proc Natl Acad Sci, 2005, 102: 17278-17283.

[93] Kim I B, Dunkhorst A, Bunz U H F. Langmuir, 2005, 21: 7985-7989.

[94] Wang D L, Gong X, Heeger P S, et al. Proc Natl Aca Sci, 2002, 99: 49-53.

[95] Wang X, Li S, Zhang P, et al. Adv Mater, 2015, 27: 6040-6045.

第 **6** 章

生 物 成 像

活细胞成像不仅对细胞和组织的功能研究具有重要意义，而且对疾病的发病机理、临床诊断和治疗具有重要作用。对细胞进行成像的手段很多，其中传统的荧光成像试剂多是有机小分子染料，但这些染料通常容易被光漂白不利于对细胞进行较长时间的观察[1]。后来研究者们又发展了各种各样的量子点作为新的成像试剂[2-4]，量子点虽然具有光稳定性好、荧光量子效率高等特点，但其溶解性较差，且从晶核中慢慢渗漏出来的重金属离子往往具有很高的细胞毒性[5-7]。因此，发展低毒的、光稳定性良好的荧光材料是十分重要的。相比于上述荧光染料分子，水溶性共轭聚合物具有良好的光稳定性，同时具有荧光信号放大效应，是一种性质良好的生物成像材料。

6.1 生物成像原理

根据共轭聚合物结合部位的不同，成像可以分为表面(胞外)成像和胞内成像两类，如图 6-1 所示。生理条件下，微生物和细胞表面带有负电[8-10]，阳离子共轭聚合物的表面(胞外)成像正是利用静电相互作用这一驱动力进行的[11,12]。当然，聚合物骨架与细胞表面的磷脂或其他含有疏水结构组间的疏水相互作用对于促进其与细胞的结合同样重要。除了非共价结合外，特异性标记反应也被用于细胞成像，抗体-抗原识别便是其中较为常见的例子[13-15]。在该过程中，共轭聚合物通常用抗体或者其他特异性识别元件功能化，如 SA。考虑到抗体级联反应所引发的信号放大效应，用于共价连接的抗体均为二级抗体。具体的反应组合为细胞/一级抗体/二级抗体连接的共轭聚合物或细胞/一级抗体/生物素标记的二级抗体/SA 连接的共轭聚合物。除此之外，生物正交的 Click 反应，即 Cu(Ⅰ)催化的叠氮-炔基环加成反应，也是研究者们常采用的策略。该反应最大的好处在于叠氮基和炔基对细胞表面展示的其他基团没有任何反应性，这对于提高反应特异性和维持细胞正常的生理活动具有重要作用[16]。实际操作中，细胞首先与叠氮或炔基修饰的前驱体养分(如氨基酸或单糖)共培养一段时间，利用细胞内部的生物合成机器将其引入生物大分子(如蛋白质或糖蛋白)中，然后展示在细胞表面。接下来，利用富集在细胞表面的叠氮基或炔基与炔基或叠氮基修饰的共轭聚合物间的 Click 反应便可以达到选择性标记细胞的目的。

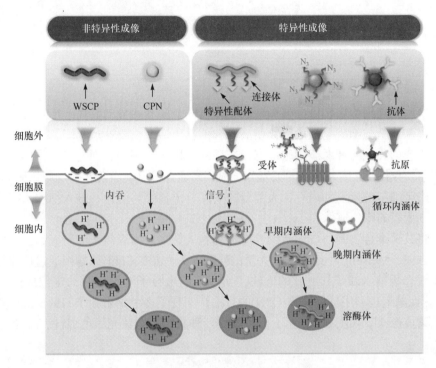

图 6-1　共轭聚合物用于细胞成像的示意图[11]

　　胞内成像特指对哺乳动物细胞的成像，其中涉及的细胞机制较为复杂。与 H_2O 等小分子对细胞膜的被动扩散不同，由于共轭聚合物具有相对大的尺寸和体积，细胞摄取共轭聚合物主要是通过能量依赖的内吞过程进行的。内吞共有四种方式，分别为网格蛋白介导的内吞(又称为受体介导的内吞)、陷窝蛋白介导的内吞、胞饮和吞噬[17]。对于配体功能化的共轭聚合物，细胞摄取它的主要途径为受体介导的内吞过程，信号通路的开启是由配体-受体特异性识别引发的[18,19]。通常，共轭聚合物进入细胞时首先定位在早期内涵体中，接下来进入晚期内涵体，最终与核周围的溶酶体融合。对于不含靶向配体的非功能化共轭聚合物，静电和疏水作用是其与细胞表面发生黏附的主要驱动力[20-22]。延长孵育时间，结合的共轭聚合物会以早期内涵体形式内化到细胞内部，最终被转移到晚期内涵体和(或)溶酶体中。

由于细胞内化非功能化共轭聚合物的过程是非特异的，因而共轭聚合物仅仅作为胞外液体的一部分被摄取，发生胞饮过程。近几年来，许多共轭聚合物被报道具有大的双光子吸收截面[23,34]，因此双光子成像技术被用于细胞成像[25-27]，它具有组织破坏性小、时空分辨率高和组织自发荧光弱等优点。

6.2　细胞水平成像

6.2.1　细胞膜成像

细胞膜是细胞结构中分隔细胞内、外不同介质和组分的界面，也是细胞与周围环境和细胞与细胞之间进行物质交换和信息传递的重要通道。能够特异性定位在细胞膜的荧光探针对于细胞形态、结构的分析以及细胞表面的信号传导的研究具有重要作用。虽然大部分的荧光分子很容易通过静电或者疏水作用与细胞结合，但是由于细胞的摄取和内吞，大部分的荧光分子很容易被内吞进入细胞，很难实现对细胞膜的定位成像。

将共轭聚合物制备成纳米颗粒进行细胞成像也成为近年来的研究热点，围绕这个方向，McNeill 小组展开了大量的研究。近些年，Chiu 课题组通过抗体修饰共轭聚合物纳米粒子(CPN)的方法，实现了纳米粒子对细胞膜的定位成像[28]。Wang 课题组也利用抗体修饰 CPN 的方法，实现了多色纳米粒子的区分成像以及全光谱成像[29]。如图 6-2 所示，分别利用四种具有不同荧光颜色(蓝色、绿色、黄

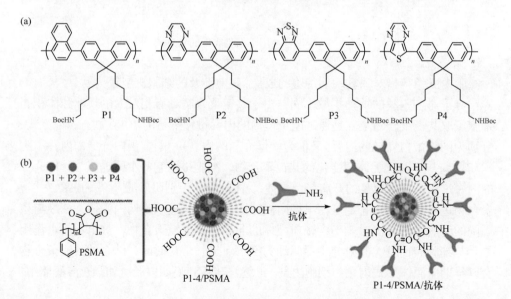

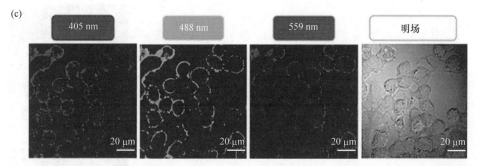

图 6-2 (a)聚合物 P1、P2、P3 和 P4 的结构式;(b)聚合物纳米粒子的制备及抗体修饰示意图(以 P1-4/PSMA 为例);(c)用不同激发波长激发的 P1-4/PSMA/anti-EpCAM 纳米粒子的多色细胞成像结果[29]

色和红色)的聚合物[结构式见图 6-2(a)]和聚(苯乙烯-co-顺丁烯二酸酐)(PSMA)共沉淀得到四种羧基功能化的纳米粒子。这些纳米粒子进一步用抗体修饰后,得到的 CPN-抗体复合物实现了特定肿瘤细胞的靶向成像。通过在 CPN 表面修饰上不同的抗体(anti-EpCAM 或 anti-ErbB2),成功实现了同属乳腺癌细胞系的 SK-BR-3 和 MCF-7 细胞的区分。另外,他们又将具有蓝色、绿色、黄色、红色荧光的共轭聚合物按照一定比例混合后与 PSMA 共沉淀制备纳米粒子,由于共轭聚合物之间可以发生 FRET,用短波长的激发光激发即可得到覆盖整个可见光谱区的荧光发射的 P1-4/PSMA[图 6-2(b)]。利用这个优势,用 anti-EpCAM 修饰 P1-4/PSMA 得到的纳米粒子可以用于 MCF-7 细胞的靶向成像并实现了多通路的细胞成像和检测[图 6-2(c)]。

除了抗原-抗体这种特异性识别之外,Chiu 课题组还在 CPN 上修饰了链霉亲和素(SA),并用生物素(biotin)标记的抗体修饰细胞,再利用生物素和 SA 的特异性结合实现了细胞膜成像[30-33]。2014 年,Chiu 课题组又设计了两个基于芴和方酸的共聚物纳米粒子,分别命名为 PFS1 Pdot 和 PFS2 Pdot,如图 6-3(a)所示[34]。由于分子内的能量转移,两种共聚物纳米粒子都具备高的量子效率(30%和 17%)、大的 Stokes 位移(320 nm 和 340 nm)和窄的近红外光的荧光发射(最大发射的半峰宽均为 36 nm)。将这两种共聚物分别制备成相应的羧基修饰的纳米粒子,再在表面修饰上 SA[图 6-3(b)],即可靶向 MCF-7 细胞/生物素标记 anti-EpCAM 成像,并定位在细胞膜上,如图 6-3(c)和(d)所示。

同年,Liu 课题组[35]也利用生物素和 SA 的特异性结合实现了细胞膜的定位成像,他们首先制备了一个带正电荷的发红光的聚合物 PFBD[图 6-4(b)],并利用超声辅助自组装的方法制备了该聚合物的纳米粒子 PFBD-Ⅱ NP,最大荧光发射峰的波长在 636 nm,且量子效率为 26%。然后,在该纳米粒子表面静电吸附上了带负电的 3-巯基丙酸[图 6-4(a)],又共价引入了马来酰亚胺修饰的 SA,即得到了纳米粒子 PFBD-SA。该纳米粒子可以特异性结合 MCF-7 细胞/anti-EpCAM/生物素

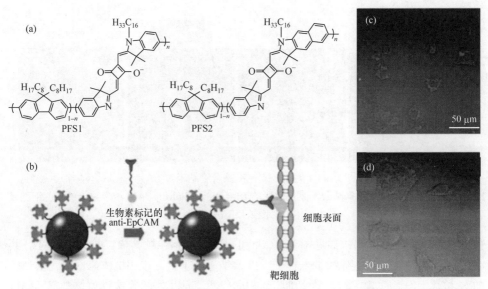

图 6-3　(a)聚合物 PFS1 和 PFS2 的结构式；(b)在聚合物纳米粒子表面修饰上 SA 并与带有生物素修饰的抗体的细胞特异性结合的示意图；(c)PFS1 Pdot-SA 与 MCF-7 细胞/生物素标记 anti-EpCAM 作用的成像结果；(d)PFS2 Pdot-SA 与 MCF-7 细胞/生物素标记 anti-EpCAM 作用的成像结果[34]

标记的二抗[图 6-3(c)]，并定位在细胞膜上，但不结合 MCF-7 细胞/anti-EpCAM，表明了生物素与 SA 的亲和力对细胞膜成像的关键作用[图 6-4(d)]。

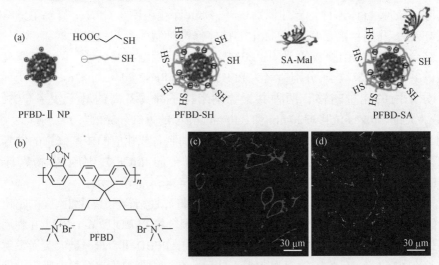

图 6-4　(a)PFBD-SA 纳米粒子的制备示意图；(b)聚合物 PFBD 的结构式；(c)PFBD-SA 与 MCF-7 细胞/anti-EpCAM/生物素标记的二抗在 4℃孵育 30 min 的成像情况；(d)PFBD-SA 与 MCF-7 细胞/anti-EpCAM 在 4℃孵育 30 min 的成像情况[35]

除了上述基于抗原-抗体以及生物素-SA 特异性相互作用的细胞膜成像之外，还有基于小分子药物与细胞表面受体的相互作用的细胞膜成像。2013 年，Wang 课题组[36]设计合成了一个药物修饰的水溶性聚噻吩衍生物 PTL[图 6-5(a)]，PTL 侧链丰富的 PEG 使得 PTL 具有良好的生物相容性，并可以降低该聚合物和生物大分子之间的非特异性相互作用，另外，PTL 侧链的药物分子拉帕替尼可以靶向细胞跨膜蛋白表皮生长因子受体(EGFR)家族的胞内部分并紧密结合，实现了对 SK-BR-3 和 MCF-7 细胞的细胞膜的靶向成像。并且，继续培养 48 h 后，PTL 仍然定位在细胞膜上[图 6-5(b)和(c)]，说明它可以对细胞膜进行长时间稳定成像。

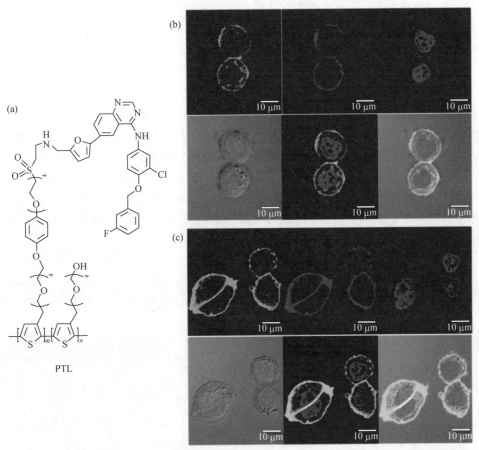

图 6-5 (a)聚噻吩衍生物 PTL 的结构式；(b)PTL 与 SK-BR-3 细胞作用 48 h 后，在细胞内的定位情况；(c)PTL 与 MCF-7 细胞作用 48 h 后，在细胞内的定位情况[36]：绿色荧光为 PTL，红色荧光为膜定位染料 DiI，蓝色为细胞核染料 Hoechst 33258，蓝色和绿色的叠加颜色为黄色(扫描封底二维码，可见本图及全书彩图)

除了修饰共轭聚合物的侧链结构或者 CPN 的表面基团以实现细胞膜成像外，

还可以通过调节聚合物或寡聚物本身的亲疏水性，以模拟脂双层来实现细胞膜定位成像。2014 年，Bazan 课题组合成了两个寡聚物 DSSN+和 ZCOE[图 6-6(a)]，并对比了二者的细胞染色情况[37]。DSSN+结构的中间部位为疏水的共轭平面结构，分子两端均为亲水的季铵盐基团，这一结构模拟了细胞膜脂双层亲疏水结构，而且 DSSN+分子的长度与脂双层厚度相当，所以该分子能很好地嵌在脂双层中。而 ZCOE 分子中部的离子基团不利于嵌入并且停留在脂双层的非极性区域。将 COS-1 细胞和 5 μmol/L ZCOE 和 DSSN+的混合溶液共孵育，分别用 635 nm 和 405 nm 激光激发，成像结果如图 6-6(b) 和(c)所示，与染料作用 20 min 内，二者具有类似的细胞定位情况，都在细胞内及细胞质膜上有分布，继续孵育 12 h 后，ZCOE 全部内吞进入细胞，并且进入溶酶体；而 DSSN+仍然主要分布在细胞膜上，可以实现对细胞膜长时间的稳定成像。

　　基于类似的原理，2015 年，Klymchenko 和 Collot 合成了一系列基于方酸菁结构的荧光探针，在聚集态时荧光探针的荧光很弱(QE<3%)，但是在与磷脂膜作用之后，荧光大幅度增强(QE>49%)，因此可以应用在细胞膜结构的成像中[38]。通过调节它们的亲疏水基团的比例及取代位置，实现了 HeLa 细胞(人宫颈癌细胞)内不同膜结构的定位，如图 6-7 所示，其中，SQ8S 的一端为疏水的尾巴，另一端为两亲性的极性头部，它能够快速穿透细胞膜，并且有效地在内质网的膜上定位。dSQ12S 具备两个双亲性的锚定基团，锚定基团包含一个 C_{12} 的脂肪链和一个磺酸铵内鎓盐，这个结构对于脂双层具有很好的亲和性，因此 dSQ12S 能够特异性定位在细胞膜上，而不会被内吞进入细胞。

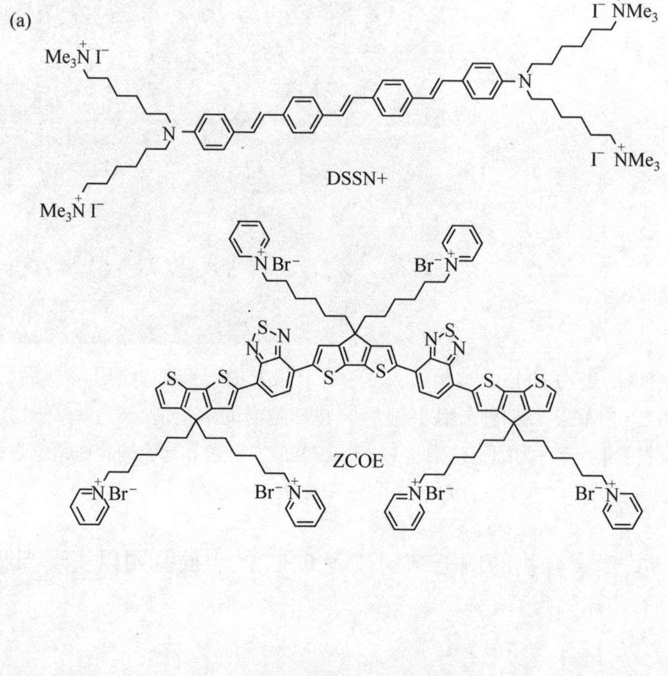

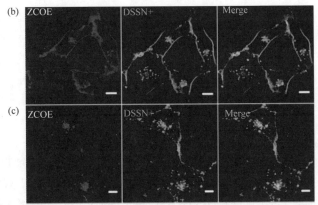

图 6-6　(a) 寡聚物 DSSN+和 ZCOE 的结构式；(b) DSSN+和 ZCOE 与 COS-1 细胞作用 20 min 后立即成像的激光扫描共聚焦显微镜 (CLSM) 结果；(c) DSSN+和 ZCOE 与 COS-1 细胞作用 12 h 后成像的 CLSM 结果[37]。红色为 ZCOE 的荧光，绿色为 DSSN+的荧光，Marge 为二者荧光的叠加。标尺为 10 μm

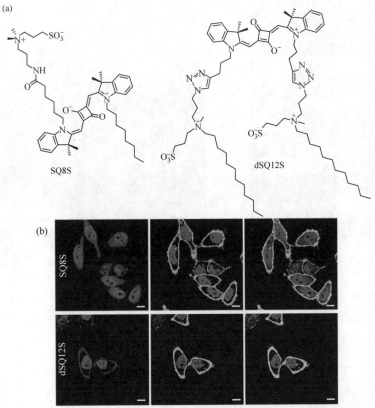

图 6-7　(a) SQ8S 和 dSQ12S 的结构式；(b) SQ8S 和 dSQ12S 对 HeLa 细胞的成像结果[38]：红色荧光对应 SQ8S 和 dSQ12S，绿色荧光对应细胞膜定位染料 WGA-488，蓝色荧光为核染料 Hoechst 33342，黄色为 SQ8S 或者 dSQ12S 与 WGA-488 的叠加色，标尺为 10 μm

另外，Wang 等[39]利用可嵌入细胞膜的阳离子寡聚对苯撑乙烯 OPV 的光敏化产生活性氧物种（ROS）的能力，改变了细胞膜的通透性，实现了多柔比星（Dox）耐药细胞 MCF-7m 耐药性的逆转。原理如图 6-8（a）所示，耐药的肿瘤细胞具有过表达的外排蛋白，可以将脂溶性的抗肿瘤药物外排出细胞，在 OPV 嵌入细胞膜之后，光照使其敏化氧气产生活性氧，后者可以氧化细胞膜中脂质分子的不饱和键，使得细胞膜出现缺陷，改变了细胞膜的通透性，进而抗肿瘤药物 Dox 发生急速的内化。细胞成像结果进一步证明了该原理，如图 6-8（b）所示，不加 OPV 时，Dox 只能定位于 MCF-7m 的细胞膜上，无法进入胞质，更不能进入细胞核与 DNA 作用，但是，对于 OPV 预处理 1 h 并光照的 MCF-7m，Dox 进入了 MCF-7m 的细胞核中，而如果加入 OPV 预处理 1 h 但不光照时，Dox 仍然不能进入细胞核，这表明 OPV 光照后产生的活性氧对于 Dox 重新在细胞核中积累起到了决定性的作用。

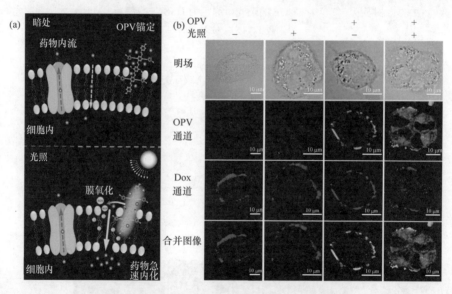

图 6-8　（a）OPV 嵌入细胞膜后在光照条件下产生活性氧损伤细胞膜使得药物内流的示意图；（b）不同条件下，Dox 和 OPV 在 Dox 耐药细胞 MCF-7m 中的定位情况[39]：[OPV] = 10 μmol/L，[Dox] = 50 μmol/L，红色为 Dox 的荧光，绿色为 OPV 的荧光，二者叠加颜色为黄色

6.2.2　溶酶体成像

大部分带正电的共轭聚合物可以通过静电和疏水作用与细胞结合，进而再被摄取至细胞内。由于 WSCP 较大的分子量和尺寸，细胞摄取 WSCP 主要是通过能量依赖的内吞过程所进行的。因此，大部分 WSCP 均可以进入溶酶体。

最近，Wang 课题组[40]设计合成了一系列阳离子的聚噻吩衍生物，通过侧链修饰不同的疏水基团，实现了对聚噻吩 Stokes 位移的调节。该系列聚噻吩衍生物对细胞都具有良好的生物相容性和光稳定性，共定位研究表明，这四种聚噻吩都定位在溶酶体中。而且带有卟啉基团的 PT-ADA-PPR 由于具有聚噻吩和卟啉的双重吸收和发射可以用于双色荧光成像。

然而对于载药的共轭聚合物而言，为了实现药效，往往不希望长时间的溶酶体定位，因此需要共轭聚合物发生溶酶体逃逸。Wang 课题组[41]设计合成了可用于细胞内靶向雌激素受体 α(ERα)蛋白的多功能的聚合物-药物体系 PTD 和 PTDP，结构式见图 6-9。其中，聚合物侧链的小分子药物三苯氧胺(TAM)可以靶向 ERα 阳性细胞 MCF-7 并抑制该细胞的生长。在白光照射下，聚合物主链还可以敏化氧气生成活性氧，或者向侧链的卟啉基团发生 FRET 增强生成活性氧的能力，进而失活靶向的 ERα，阻断雌激素受体相关的核受体信号通路，从而实现对阳性细胞 MCF-7 的增殖抑制，而对阴性细胞几乎没有毒性。首先研究了 PTD 在 ERα 阳性细胞 MCF-7 内的定位情况，如图 6-9(b)所示，孵育 2 h 之后，共定位结果表明 PTD 主要定位在溶酶体，18 h 后，大部分 PTD 从溶酶体逃逸出来，有利于其与胞浆

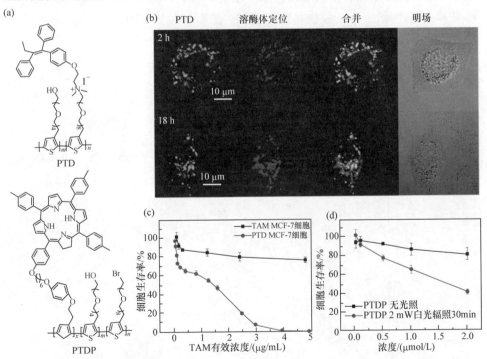

图 6-9　(a)PTD 和 PTDP 结构式；(b)PTD 与 MCF-7 细胞共孵育 2 h 和 18 h 后，与溶酶体染料的定位情况；(c)在 TAM 有效浓度相同时，PTD 和 TAM 小分子对 MCF-7 细胞的杀伤结果；(d)PTDP 的暗毒性和 2 mW 白光辐照 30 min 时的光毒性[41]

内的 ERα 结合。PTD 的细胞毒性结果表明，在有效 TAM 浓度相同时，PTD 的毒性比 TAM 小分子本身的毒性要大很多[图 6-9(c)]，可能是因为聚合物-药物体系的纳米结构有利于药物被细胞内吞并在细胞内富集以及该体系导致的局部较高的药物浓度，从而增强了药效。另外，又引入了含卟啉侧链的噻吩单体进而增强了该体系的光毒性[图 6-9(d)]。

另外，胞外及胞内基质 pH 约为 7.2，而溶酶体内 pH 约为 5，因此研究者们可以在药物载体内引入酸敏感的基团，进而利用溶酶体的酸性环境实现药物的释放[42,43]。2014 年，Lu 和 Zhu 课题组[44]合成了一个超支化的嵌段共轭聚合物 HCP-*N*-PEG，该超支化的共轭聚合物核心部分为有荧光的枝状共轭聚合物，外围为亲水的 PEG 链，它们之间的节点为对 pH 具有响应性的酰腙结构。另外，他们还合成了一个不具有 pH 响应性的 HCP-*O*-PEG，如图 6-10(a)所示。由于它们两亲性的三维结构，该嵌段共聚物能够自发地形成单分子胶束，这些单分子胶束又会自组装成多胶束的聚集体，因此可以作为药物载体用来包裹药物。将 Dox 作为一个模型药物包裹到共聚物胶束中之后，枝状共聚物的荧光被 Dox 猝灭。如图 6-10(b)所示，由于枝状共聚物中 pH 敏感的酰腙基团可以在偏酸性条件下

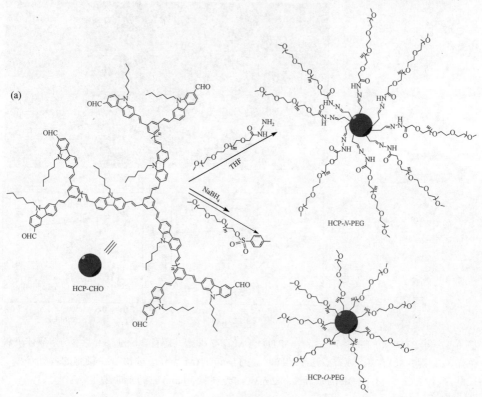

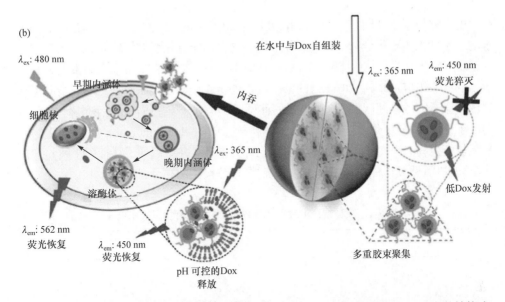

图 6-10 (a)超支化共轭聚合物 HCP-CHO 及其 PEG 化的 HCP-*N*-PEG 和 HCP-*O*-PEG 的结构式；(b)Dox 在超支化嵌段共聚物胶束中的包裹以及该胶束被内吞进入溶酶体后被降解并释放 Dox 的示意图(λ_{ex} 代表激发波长，λ_{em} 代表发射波长)[44]

降解，也就是说在内涵体或者溶酶体中可以快速释放药物 Dox。当 Dox 从胶束中释放出来之后，枝状聚合物和 Dox 的荧光强度都会增强，因此，该体系不仅可以实现溶酶体激活的药物释放，还可以根据枝状共聚物以及 Dox 的荧光强弱判断药物的释放情况。

溶酶体除了具有偏酸性的环境之外，它还包含大概 60 余种水解酶，包括蛋白酶、核酸酶、脂肪酶、磷酸酯酶等酸性酶，这些酶控制多种内源性和外源性大分子物质的分解和消化，因此以溶酶体内的水解酶为激活剂的药物释放也是一个研究热点。2015 年，Liu 和 Tang 课题组[45]设计合成了双功能的酶激活的生物探针，可以同时实现特异性癌细胞的荧光成像以及光动力学杀伤。

6.2.3 线粒体成像

线粒体是一种存在于大多数真核细胞中的细胞器，它是由内外膜围成的一种特殊囊状结构。线粒体拥有自身的遗传物质和遗传体系，所以是一种半自主细胞器。它还是细胞内氧化磷酸化和合成三磷酸腺苷(ATP)的主要场所，为细胞的活动提供化学能量，因此被形象地称为细胞的"动力工厂"。除了为细胞供能外，线粒体还能参与如细胞分化、细胞信息传递和细胞凋亡等过程，并拥有调控细胞生长和细胞周期的能力，因此与肿瘤等多种疾病的发生和发展也息息相关。

　　电子移位亲脂性阳离子(delocalized lipophilic cation, DLC)是一类具有亲油和亲水的双亲性阳离子化合物，含有这种结构的化合物能够在线粒体较高的跨膜电位的推动下，聚集在线粒体内[46,47]。DLC 结构有两点共同之处：①由亲水的带电中心和疏水的核心组成；②其 π 电子云的密度可扩展至 3 个原子，而不是局限于杂原子和邻位碳原子间的核间区域，这种电子的移位，可以使分子整体都带上正电荷。表 6-1 列出了常用的 DLC 化合物，包括三苯基膦盐(triphenylphosphonium, TPP)衍生物、吡啶盐衍生物、阳离子罗丹明衍生物和花青染料等，并举例列了几种用于线粒体内化学物种(活性氧物种、金属离子、谷胱甘肽等)检测的小分子探针。

表 6-1　几种常见的线粒体靶向的 DLC 化合物及其举例

分类	结构式	举例	参考文献
三苯基膦盐 （TPP）	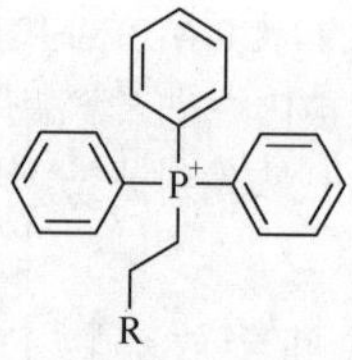	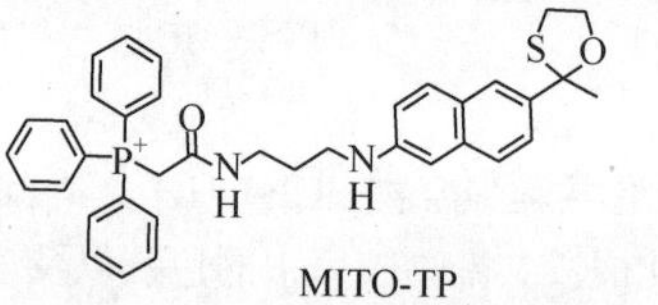 MITO-TP 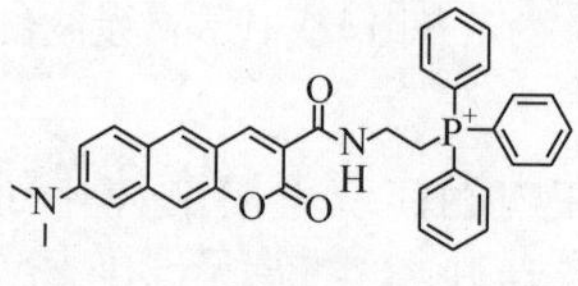 CMT-red	MITO-TP[48] CMT-red[49]
吡啶盐	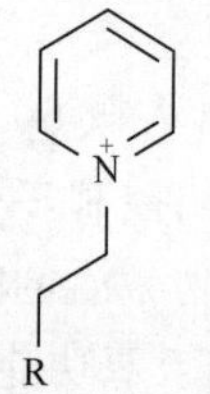	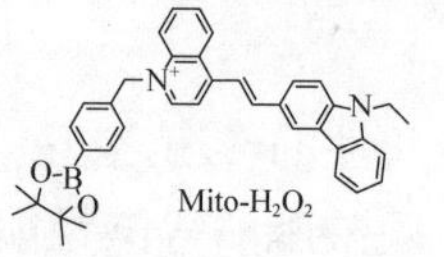 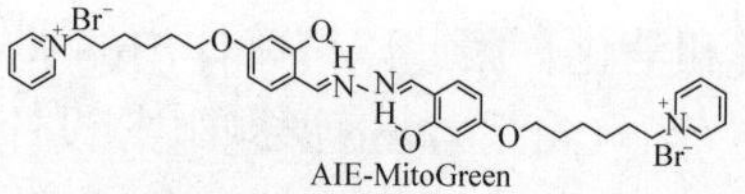 Mito-H₂O₂ AIE-MitoGreen	Mito-H$_2$O$_2$ 1[50] AIE-MitoGreen[51]
阳离子罗丹明 （rhodamine）	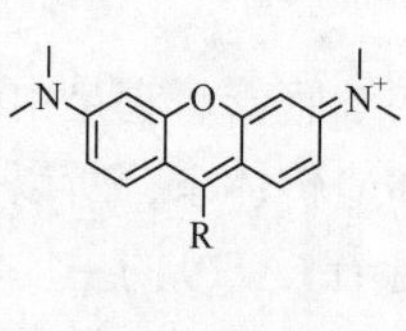	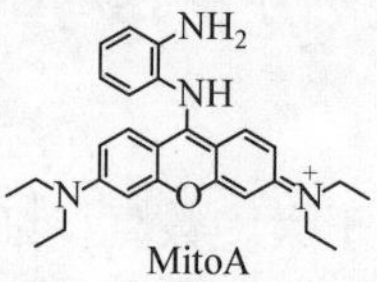 MitoA 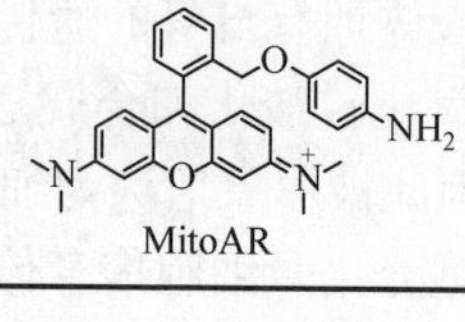 MitoAR	MitoA[52] MitoAR[53]

续表

分类	结构式	举例	参考文献
花青染料 （cyanine）			Cy-NTe[55] MitoGP[55]

体例同细胞的线粒体和细胞膜膜电位远远高于正常细胞，可提供更大的推动力，使得 DLC 结构修饰的化合物能够在肿瘤细胞线粒体内选择性积累。另外，在肿瘤的光动力治疗过程中，由于活性氧物种的半衰期比较短（<40 ns），有效作用半径比较小（<20 nm），因此直接将光敏剂靶向运输到细胞的"动力工厂"中可以有效增强光动力治疗的杀伤效率。2015 年，Liu 课题组[56]合成了一系列具有聚集诱导的荧光（AIE）的四苯基乙烯（TPE）衍生物（图 6-11），分别是不含靶向基团 TPP 的 TPECM-2Br、含有一个 TPP 基团的 TPECM-1TPP 和含有两个 TPP 基团的 TPECM-2TPP。TPECM-1TPP 和 TPECM-2TPP 均定位在线粒体内，而 TPECM-2Br 在细胞内随机分布[图 6-11（a）～（o）]，因此三者对细胞具有不同的暗毒性和光毒性。由于肿瘤细胞的线粒体比正常细胞的线粒体具有更高的膜电位，因此 TPECM-1TPP 和 TPECM-2TPP 更容易聚集在肿瘤细胞内。TPECM-2TPP 能够靶向肿瘤细胞线粒体并使得线粒体膜电位去极化，并且光照后能够敏化氧气产生单线态氧杀伤细胞，因此同时具备暗毒性和光毒性。另外，TPECM-1TPP 也能够靶向线粒体并且光照敏化氧气产生单线态氧启动癌细胞的凋亡，但几乎没有暗毒性。而 TPECM-2Br 不能靶向线粒体，也没有明显的光毒性和暗毒性。

小分子荧光探针或者寡聚物很容易通过靶向基团的修饰而定位于线粒体内，但是共轭聚合物较高的分子量以及线粒体特殊的双层膜结构，使得共轭聚合物很难特异性标记在线粒体中。因此，2016 年，Moon 课题组合成了一种可生物降解的聚对苯撑乙炔 PPE-1[图 6-12（a）]，他们在聚合物骨架中引入了可被细胞内高浓度的谷胱甘肽（GSH，0.5～1 mmol/L）降解的二硫键，为了使降解后的寡聚物具备和 PPE 类似的荧光性质，二硫键单体的比例控制在 50% 以内[57]。另外，为了提高线粒体靶向性，在 PPE-1 的侧链末端引入了 TPP。因为 PPE-1 骨架结构的疏水性，为了降低 PPE-1 本身的自聚集，他们将 PPE-1 和透明质酸（HA）共包裹成新的纳米粒子 CPN-1/HA。该纳米粒子被内吞后，CPN-1/HA 能够解组装，并被降解为低分

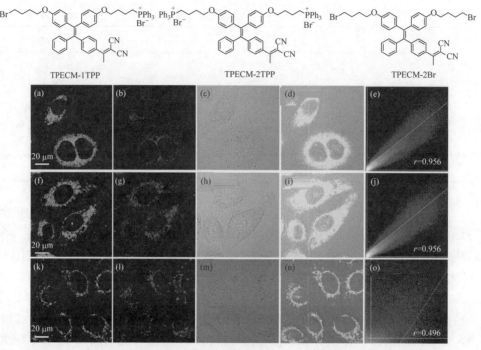

图 6-11　HeLa 细胞与化合物 TPECM-1TPP[(a)～(d)]、TPECM-2TPP[(f)～(i)]或
TPECM-2Br[(k)～(n)]共孵育，然后用 Mito-Tracker Green 共定位的成像结果(绿色为
Mito-Tracker Green 的荧光，红色为三种探针的荧光，二者的叠加颜色为黄色，标尺为
20 μm)；(e)、(j)、(o)分别为 TPECM-1TPP、TPECM-2TPP 和 TPECM-2Br 与线粒体
染料的共定位散点图以及共定位系数[56]

子量的寡聚物，寡聚物最终定位在线粒体[图 6-12(b)]，共定位系数大概为 0.8。
不能被降解的 PPE-2 包裹成的纳米粒子 CPN-2/HA 由于其较大的分子量而与线粒
体几乎没有共定位[图 6-12(c)]。

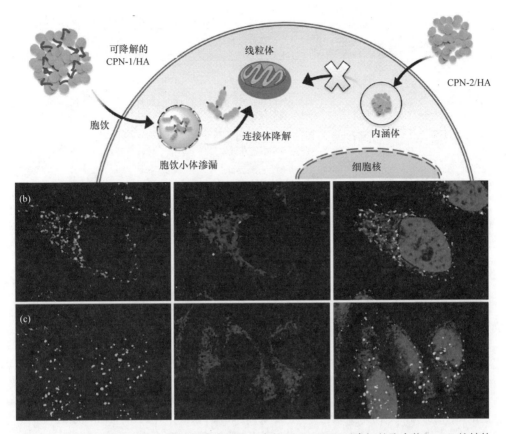

图 6-12 （a）可被细胞内高浓度的 GSH 降解的聚合物 PPE-1 和不可降解的聚合物 PPE-2 的结构式，以及 PPE-1 进入细胞后被降解并进入线粒体的示意图；（b）PPE-1 的细胞成像结果及与线粒体染料的共定位情况；（c）PPE-2 的细胞成像结果及与线粒体染料的共定位情况。绿色为 PPE 的荧光，红色为线粒体染料的荧光，二者的叠加颜色为橙红色[57]

除了表 6-1 中提到的传统的线粒体靶向基团之外，还有一些新的线粒体靶向分子，虽然靶向机理目前还不明确，但是为研究者们进一步探究线粒体靶向的驱动力提供了新的思路和方向。2012 年，Wang 课题组合成了一个阳离子五聚噻吩 5T[图 6-13（a）]，它能够选择性定位在线粒体中且与抗癌药物苯丁酸氮芥[图 6-13（a）]通过静电和疏水作用自组装成纳米粒子之后依然能定位于线粒体[图 6-13（b）][58]。5T 本身可以激活线粒体内 JNK 通路进而有效诱导细胞凋亡，而苯丁酸氮芥是一个烷化剂，可以使得细胞内 DNA 发生交联，影响 DNA 的复制。由于二者的协同抗癌作用，5T 和苯丁酸氮芥自组装形成的纳米粒子具有 2～9 倍的药效增强效果[图 6-13（c）]。

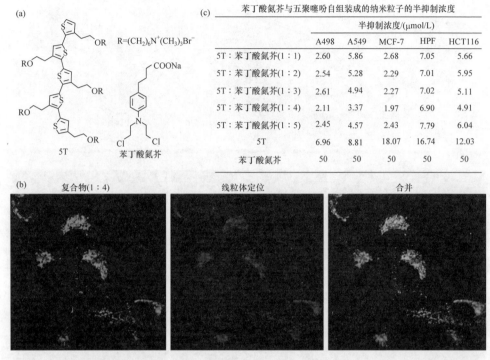

图 6-13 (a)寡聚噻吩 5T 和药物苯丁酸氮芥的结构式；(b)5T 和苯丁酸氮芥形成的复合物与 A498 细胞作用的成像情况及与线粒体染料共定位结果(其中绿色为 5T 的荧光，红色为线粒体定位染料的荧光，二者的叠加颜色为黄色)；(c)5T 和苯丁酸氮芥以及二者按照不同比例混合后形成的复合物对不同细胞的杀伤结果[58]

Wang 课题组[59]设计了一种共轭骨架含有四嗪基团的寡聚苯撑乙炔 OPE 分子，由于四嗪具有荧光猝灭的效果，OPE 分子初始状态没有荧光，而通过激光照射或生物正交反应将四嗪基团破坏后，OPE 的荧光能够得到增强。由于三苯基膦具有离域性正电荷的结构，能够高效实现对线粒体的靶向。将三苯基膦通过共价修饰的方法与反式环辛烯(TCO)连接得到线粒体靶向的导航分子 Mito-TCO。图 6-14 阐述了利用细胞内分子导航策略调控 OPE 分子细胞内分布，实现线粒体靶向的过程。OPE 分子与细胞进行培养后首先进入细胞的细胞质中，随后 Mito-TCO 进入并与 OPE 发生生物正交反应，生成的 Intra-Mito 含有线粒体靶向基团，从而能够实现由细胞质向线粒体的转移，并且，由于生物正交反应过程中伴随着 OPE 荧光的增强，因此线粒体靶向的过程能够通过荧光显微镜监测。

6.2.4 细胞核成像

2010 年，Liu 课题组通过 Heck 偶联反应在笼状聚倍半硅氧烷(POSS)上连接含

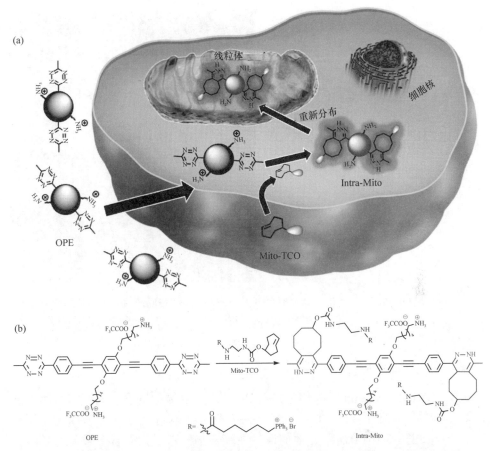

图 6-14 （a）利用细胞内分子导航策略调控 OPE 分子细胞内分布，实现线粒体靶向的示意图；
（b）OPE 与 Mito-TCO 在细胞内发生的生物正交反应[59]

有苯并噻二唑和芴的水溶性共轭寡聚物，得到直径为 3.3 nm 的单分散纳米球 COE-POSS[图 6-15（a）][60]。在水溶液中，其量子效率为 10%。双链 DNA 和 RNA 分子可以与 COE-POSS 通过静电相互作用结合，并提供疏水微环境，使得 COE-POSS 在其水溶液中的荧光量子效率提高到 65%。利用这一性质，该小组实现了 COE-POSS 对肿瘤细胞核成像，COE-POSS 主要集中在细胞核区内[图 6-15（b）和（c）]。COE-POSS 具有较好的双光子吸收能力，与最灵敏的双光子吸收双链 DNA 染料 SG 相比，COE-POSS 具有高量子效率的优越性[图 6-15（d）和（e）]。

COE-POSS 虽然被证实可以进行细胞染色以及具有优越的双光子吸收能力，但其缺乏肿瘤细胞靶向性。随后，Liu 研究小组对 COE-POSS 进行了进一步的修饰。COE-POSS 被包裹在外表面暴露氨基的壳聚糖纳米颗粒中，然后将叶酸分子共价连接到颗粒表面的氨基上，可以特异性识别并进入肿瘤细胞[61]。

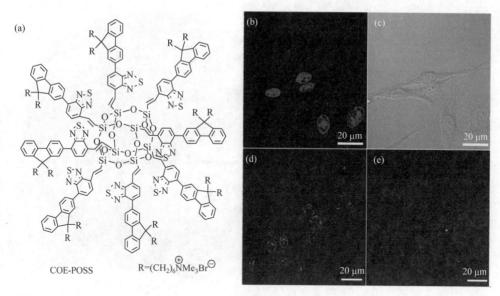

图 6-15 (a) COE-POSS 的结构；(b) 和 (c) COE-POSS 用于细胞成像荧光场照片和荧光场/明场叠合照片；(d) 和 (e) COE-POSS 和 SG 染料用于细胞成像的双光子激发荧光场照片[60]

6.2.5 其他细胞水平的成像

早在 2008 年，Bunz 等研究发现，即使在聚合物侧链不引入靶向基团，通过对聚合物的侧链进行其他修饰同样能达到对细胞内物质进行选择性成像的目的[62]。如图 6-16(a) 所示，他们通过在聚合物侧链引入了含多羧基的爪型基团而制备了 PPE，通过 PPE 带负电的羧基与纤连蛋白带正电荷的部分弱的多价相互作用实现了对活的成纤维细胞纤连蛋白的选择性成像[图 6-16(b)]。此外，与带正电荷侧链的水溶性共轭聚合物进入细胞不同的是，由于带负电荷的水溶性共轭聚合物不容易进入细胞，因此，带负电荷的 PPE 随着与细胞孵育时间的延长能越来越多地进入细胞。良好的荧光性质和光稳定性使得聚合物可以用双光子激发显微镜检测。没有特异性识别基团的共轭聚合物通过多价作用同样具有细胞内靶向的能力，并且聚合物可以对细胞进行长期成像，不会发生细胞外排。

Hancock 研究组合成了末端带有氨基的聚对苯撑乙炔，并应用于细胞成像[63]。他们利用相转化沉淀的方法制备了 100 nm 左右的颗粒，纳米颗粒具有较高的荧光量子效率、很好的光稳定性和很小的细胞毒性。活细胞的共聚焦激光扫描电镜成像结果表明，纳米颗粒分散在细胞质中的近核区域，与溶酶体染料共定位表明纳米颗粒没有在溶酶体中。固定细胞的共聚焦激光扫描电镜成像结果表明纳米颗粒在囊泡结构中聚集，很有可能是在初级或次级内涵体中。

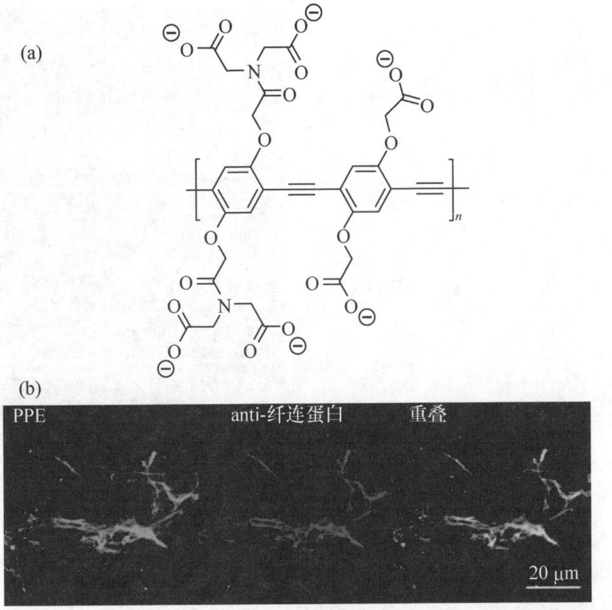

图 6-16 (a) PPE 的化学结构式; (b) PPE 对细胞内纤连蛋白的选择性荧光成像[62]

    Liu 研究组设计合成了鬼笔环肽 (phalloidin) 修饰的超支化共轭聚合物 (HCPE-phalloidin),并且应用于细胞内纤丝状肌动蛋白的成像[64]。共轭聚合物的超支化结构使其在水中形成了核-壳结构,并且核-壳结构中的鬼笔环肽处于颗粒外侧,可以与肌动蛋白特异性结合。HCPE-phalloidin 进入细胞后主要集中在细胞膜附近,而对照聚合物进入细胞后主要分布在细胞质之中,这种细胞内分布的差别主要是鬼笔环肽与肌动蛋白的特异性作用导致的。通过改变末端修饰的生物识别分子优化聚合物的结构设计,可以实现细胞内其他蛋白质的检测。

    2011 年,Wang 课题组[65]设计合成了带有正电荷的荧光共轭聚合物 PPV,并用于细胞凋亡成像。PPV 的结构和荧光共聚焦显微镜成像如图 6-17 所示。PPV 带有一半的烷氧链和一半的季铵盐侧链,可以很好地从正常细胞中区分出凋亡细胞。其机理主要是基于正常细胞和凋亡细胞在细胞膜上的电荷差异。在凋亡的条件下,细胞膜上磷脂酰丝氨酸外翻,细胞膜的通透性增加,使正电荷的 PPV 可以很容易通过静电作用与细胞表面结合,而这有利于细胞对 PPV 的摄入。结果是凋亡细胞观察到明亮的绿色荧光,而完整的细胞则由于没有有效的摄入聚合物 PPV 则几乎没有荧光。钙离子依赖型蛋白 Annexin V 可以特异性与负电荷磷脂酰丝氨酸结合,是现在使用的检测早期凋亡细胞的探针,其使用时需要进行荧光标记,这增加了它的使用成本。与 Annexin V 相比,PPV 需要更长的孵育时间,因而更适合于检测中晚期凋亡细胞。

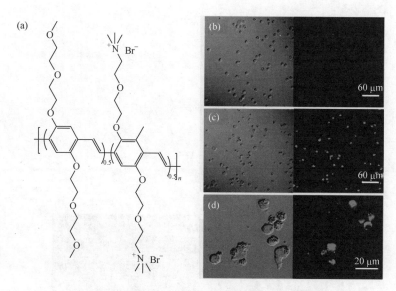

图 6-17 共轭聚合物 PPV 的结构 (a) 和细胞凋亡成像 (b) ～ (d) [65]

(b) 未用 anti-Fas 诱导的 Jurkat T 细胞与 40 μmol PPV 孵育；(c) 和 (d) anti-Fas 诱导的 Jurkat T 细胞与 40 μmol PPV 孵育

Wang 等[66]利用静电组装的方法将能够发生 FRET 的三种水溶性共轭聚合物包覆到 *E. coli* 表面从而得到了发射光可调的多色细菌粒子。调节三种聚合物间的比例可以调节分子间的 FRET 情况，进而实现细菌粒子的多色编码，进一步利用水溶性共轭聚合物包覆细菌粒子进入细胞的性质实现了多色细胞成像 (图 6-18)。

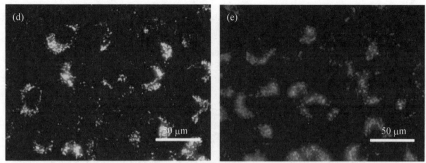

图 6-18　三种水溶性共轭聚合物结构(a)及其包覆细菌粒子用于
人肺癌细胞 A549 的成像(b)～(e)[66]

(b)P2 与细胞核染料；(c)编码 16G1R(P2：P4=16：1)纳米粒子；(d)编码 8G1R(P2：P4=8：1)纳米粒子；(e)编码 8G2R(P2：P4=8：2)纳米粒子

　　最近，研究者们发现，近红外(NIR)吸收的共轭聚合物具有很高的光热转换效率，能在近红外激光的辐照下将光能转化为热能进而杀伤肿瘤细胞，既光热治疗(PTT)[67-70]。2015 年，Liu 课题组制备了一种新颖的微米粒子(microparticles, MPs)，既可以成像又可以实现光热杀伤[67]。首先，通过聚合物骨架的调节，他们合成了两种共轭聚合物，具有近红外吸收、可用于光热治疗的 PFTTQ 和具有绿色荧光、可用于成像的 PFBT[图 6-19(a)]。然后，将这两种共轭聚合物按不同的方式包裹，可以得到粒径为 200～300 nm 的纳米粒子或者粒径在 3 μm 左右的微米粒子。在对二者均不做表面修饰的情况下，纳米粒子对不同细胞系(肿瘤细胞 MCF-7 和正常细胞 NIH-3T3)的成像结果没有差异[图 6-19(b1)和(b2)]，而同样没有进行表面修饰的微米粒子可以选择性地被 MCF-7 细胞内吞[图 6-19(b3)和(b4)]。另外，在微米粒子制备过程中，如果只包裹 PFBT，PFBT 链随机分布在该微米粒子内部，当共包裹 PFTTQ 时，PFBT 主要位于微米粒子的表面，如图 6-19(b5)所示。另外，PFTTQ 具有很强的 NIR 区域的吸收，用 808 nm 激光(1 W/cm^2, 10 min)辐照 PFBT/PFTTQ 共包裹微米粒子的水分散溶液之后，水温增加了 30℃[图 6-19(c)]。并且该微米粒子可以选择性光热杀伤 MCF-7 细胞(IC$_{50}$ = 30 μg/mL)[图 6-19(d)]。

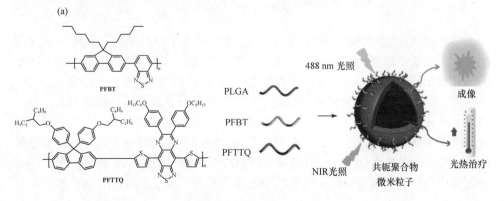

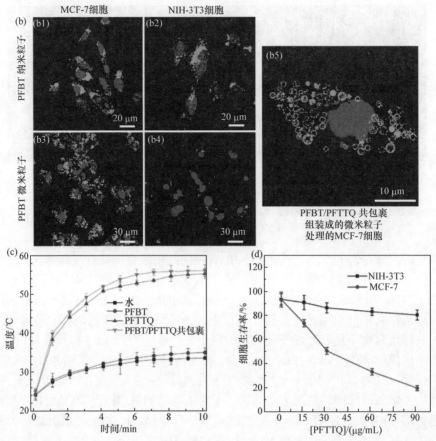

图 6-19 （a）聚合物 PFBT 和 PFTTQ 的结构式及二者共包裹组装成的微米粒子的示意图；（b）PFBT 纳米粒子对 MCF-7（b1）和 NIH-3T3（b2）的成像结果，PFBT 微米粒子对 MCF-7（b3）和 NIH-3T3（b4）的成像结果以及 PFBT/PFTTQ 共包裹的微米粒子对 MCF-7 细胞的成像结果（b5）；（c）808 nm 激光辐照（1 W/cm²，10 min）后，水和 PFBT 微米粒子、PFTTQ 微米粒子、PFBT/PFTTQ 共包裹微米粒子的水分散液的温度的变化情况；（d）808 nm 激光辐照（1 W/cm²，10 min）后，PFBT/PFTTQ 共包裹微米粒子对 MCF-7 和 NIH-3T3 的光热杀伤效果。PLGA 代表聚乳酸-羟基乙酸共聚物[67]

哺乳动物细胞内的蛋白质、糖类及核酸都含有氨基、巯基、羟基等反应性基团，这些物质在细胞内的化学反应保障了细胞活性及功能，并在细胞内形成特定的微环境。用于细胞内化学反应活性分析的可视化探针将有助于研究细胞生物功能的时空调控。Wang 课题组设计合成了主链两端修饰五氟苯酚活性酯的水溶性共轭寡聚物 OPV-pfp[71]。OPV-pfp 在生理条件下对氨基具有较强的反应活性，可与含氨基的生物大分子反应，并且在反应过程中伴随着活性酯的离去同时发生显著的光谱变化。此外，OPV-pfp 可迅速被细胞内吞，利用 OPV-pfp 优异的光学性质及其反应活性以及细胞内组分的结构和组成的不同，通过监测 OPV-pfp 的荧光，实现了对细胞内部组分的区分成像(图 6-20)。

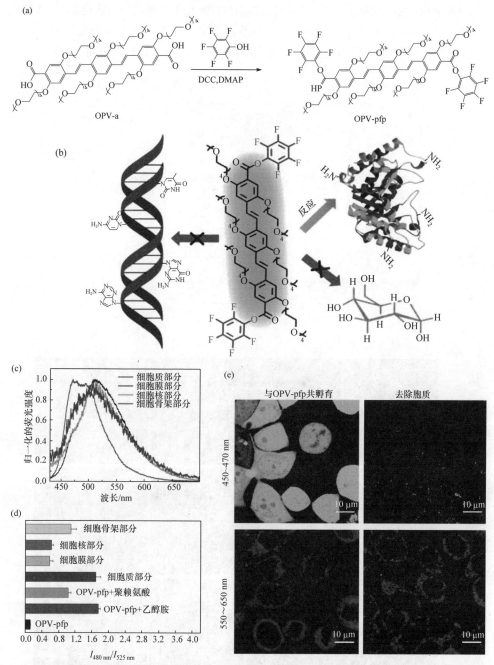

图 6-20　化学反应性荧光探针的合成(a);对细胞内不同骨架部位的选择性反应机理(b);OPV-pfp
　　　　作用后细胞各组分蛋白提取液光谱(c);480 nm 与 525 nm 荧光强度比值(d)及成像(e)[71]

聚对苯撑乙炔由于将炔基共轭进入共轭聚合物骨架单元中形成大的 π-共轭体系，相对于单独的炔基，可以显著加强炔基在细胞沉默区域的拉曼振动信号。Wang课题组利用这一拉曼增强的炔基信号，水溶性聚对苯撑乙炔衍生物被发展成为活细胞拉曼探针应用于活细胞内拉曼成像(图 6-21)[72]。更进一步地，Wang 等将疏水性

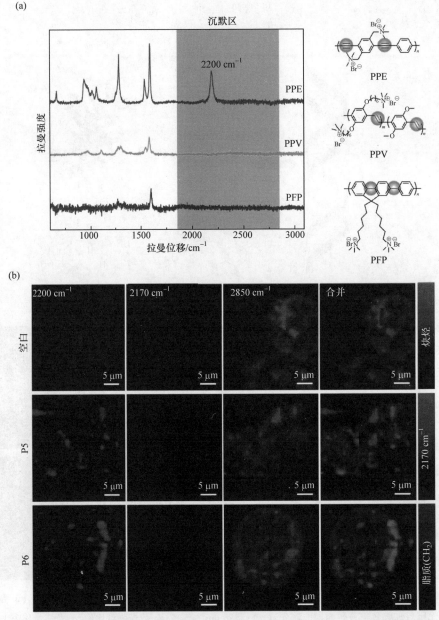

图 6-21　三种聚合物分子结构及对应的拉曼光谱(a)及活细胞(P5 和 P6)拉曼成像结果(b)[72]

的聚对苯撑乙炔制备成纳米粒子并在其表面进行细胞穿透肽的表面功能化修饰。通过这种纳米集成的方式进一步增强聚对苯撑乙炔的拉曼信号。聚对苯撑乙炔共轭聚合物纳米粒子被成功发展成为一种新型的加强型特异性拉曼探针并成功应用于活细胞拉曼成像。

6.3 动物水平成像

除了体外成像，近年来研究者们也探索了水溶性共轭聚合物在体内成像中的应用。由于 NIR 探针对组织具有高穿透性，因而大多数用于体内成像的例子是基于 NIR-CPN 进行的。Kim 等[73]利用原位 Knoevenagel 聚合反应制备了发射光涵盖整个可见光谱的氰基亚乙烯 CPN[cvPD，图 6-22(a)]。得到的 NIR-cvPD 在水中具有超高的红光 QE，其数值可以达到 21%。将 NIR-cvPD 皮下注射到鼠的前爪，通过荧光成像的方法可以实时监测 NIR-cvPD 在淋巴管内的流动过程，成像图如图 6-22(b)～(d)所示。

在前期选择性细胞标记工作的基础上，Chiu 等进一步发展了体内肿瘤靶向识别体系[74]。他们利用功能性 PSMA 和红光发射聚合物混合物制备了羧基功能化的超亮 CPN(QE = 56%)。与成神经管细胞瘤特异性肽氯毒素(CTX)和 PEG 共价连接后，他们得到了在血清中稳定存在的 CTX-CPN。将 CTX-CPN 以尾静脉注射方式注射到患有脑肿瘤的转基因小鼠模型 ND2：SmoA1 中，72 h 后，相比于野生型健康小鼠，CTX-CPN 对 ND2：SmoA1 模型鼠的脑部肿瘤组织表现出了优势积累现象，表明了其靶向识别的能力(图 6-23)。

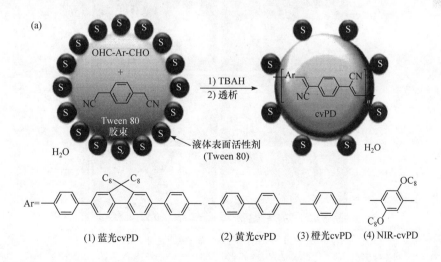

(a)

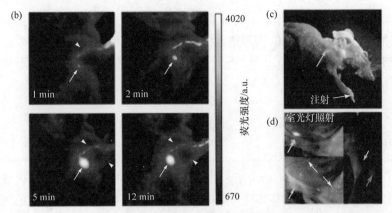

图 6-22　NIR-cvPD 用于活体成像[73]

(a)氰基亚乙烯 CPN 制备示意图；(b)皮下注射 NIR-cvPD 后不同时间点的近红外成像图(无尾箭头指向腋窝淋巴结，有尾箭头指向淋巴管)；(c)注射 90 min 后的非破坏性 UV 成像图和(d)解剖成像图(黄色箭头指向腋窝淋巴结，绿色箭头指向侧胸结，白色箭头指向淋巴管)

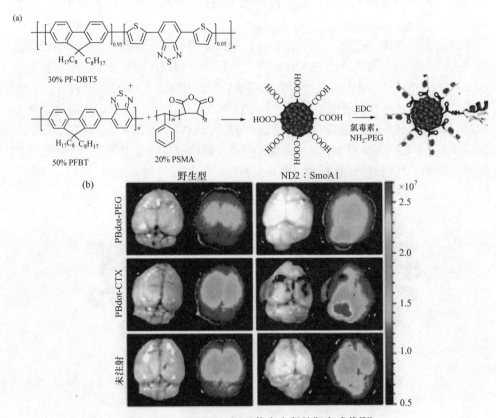

图 6-23　CTX-CPN 用于荷瘤小鼠的靶向成像[74]

(a)CTX-CPN 制备示意图；(b)注射 CTX-CPN 72 h 后野生型健康鼠和患有肿瘤的模型鼠(ND2∶SmoA1)脑部的荧光成像对比图：从上到下依次为注射 PBdot-PEG、PBdot-CTX 和未注射的情况

Liu 等研究了抗癌药物顺铂功能化的聚合物 PF-Pt 在体内的分布情况。结果表明，聚合物主要分布在肝部。随着时间的延长，PF-Pt 可以通过代谢途径被体内清除[75]。后续，Liu 等又发展了基于 NIR-CPN 的体系实现了体内荧光和磁共振双元靶向成像[76]。将 NIR 聚合物 PFBT1、磷脂包覆的氧化铁(磷脂包覆是为了防止氧化铁淬灭聚合物的荧光)、聚乳酸-聚羟乙酸共聚物(PLGA)以及 PLGA-PEG-叶酸共包覆，制得了同时具有荧光和超顺磁性质的 CPN。体外试验表明，CPN 对 MCF-7 细胞具有靶向结合能力。对肝癌 H22 模型小鼠(过表达 FR)的体内荧光成像试验表明，CPN 在肿瘤组织中具有优势累积现象，注射后 6 h 靶向积累现象尤为明显[图 6-24(a)]，这主要是电子顺磁共振(EPR)效应介导的被动靶向和叶酸介导的主动靶向共同作用的结果。利用磁共振成像技术，CPN 仍然可以用于肿瘤组织的特异性检测

[图 6-24(b)]。最近，Liu 等[77]合成了螯合 Gd^{3+}的树枝状聚合物。利用该聚合物的荧光和磁成像能力同样实现了肝细胞癌 H22 荷瘤小鼠的荧光和磁共振双模式成像。

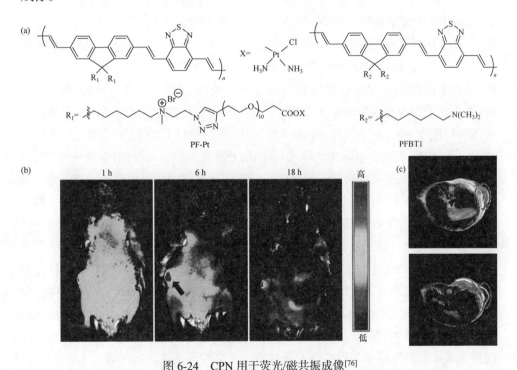

图 6-24　CPN 用于荧光/磁共振成像[76]

(a)聚合物 PF-Pt、PFBT1 的结构式；(b)注入 CPN 后 1 h、6 h 和 18 h 后小鼠活体荧光成像图；
(c)注入 CPN 前(上图)和注射后 5 h 时(下图)的磁共振成像图(红色虚线内为肿瘤部位)

近两年，随着 NIR 吸收和 NIR 荧光纳米粒子的进一步研究，研究者们已经将

共轭聚合物的应用拓展到了动物水平。细胞内活性氧和活性氮物种(RONS)是很多疾病的标志,包括急性、慢性细菌感染以及癌症、心脑血管疾病、关节炎等。因此,活性氧和活性氮水平的检测对于了解发病机制和开发治疗策略具有指导作用。目前已经有很多 RONS 的检测探针,如小分子荧光剂、基因编码蛋白和量子点等,然而,这些探针在体内的应用较少。2013 年,Rao 课题组设计并制备了基于 NIR 荧光探针的可用于检测小鼠炎症部位 RONS 的双色共轭聚合物纳米粒子 NanoDRONE[78]。由于该探针在生理条件下稳定性好、可以被动靶向到炎症区域,还具有较长的体内循环周期,Rao 等将这个探针应用到了脂多糖(LPS)诱导的急性腹膜炎小鼠体内 RONS 的成像。

但是该探针对不同的 RONS 没有选择性,因此在 2014 年,Rao 课题组改进了该体系,合成了新型探针 CF-SPN,该探针可以分别利用化学发光共振能量转移 (CRET)和 FRET,同时检测小鼠体内因药物的肝毒性产生的活性氧(如 H_2O_2)和活性氮(如 $ONOO^-$)的含量[79]。如图 6-25(a)所示,改进的体系中,包裹纳米粒子的组分为 NIR 荧光聚合物 PFODBT(CRET 的能量受体以及 FRET 的能量给体)、侧链连有 PEG 且末端部分修饰了半乳糖以靶向肝细胞的聚苯乙烯共聚物 PS-g-PEG-Gal、H_2O_2 敏感的化学发光底物 CPPO(也作为 CRET 的能量给体)、能被 $ONOO^-$ 或者 ^-OCl 氧化降解的 IR775S(FRET 受体)。在不存在 $ONOO^-$ 或者 ^-OCl 时,纳米粒子本身可以发生 PFODBT 到 IR775S 的 FRET,也就是说激发 PFODBT,可以同时接收 680 nm 和 820 nm 的荧光发射。在存在 $ONOO^-$ 或者 ^-OCl 时,IR775S 被不可逆降解,FRET 被阻断,导致 680 nm 处的荧光发射增强[图 6-25(b)]。因为 ^-OCl 的产生需要过氧化物酶,而该酶在肝脏细胞中不表达,因此 IR775S 可以用来单独检测肝脏中因药物毒性产生的 $ONOO^-$。包裹在纳米粒子内部疏水的 CPPO 可以选择性被 H_2O_2 降解并生成一个高能的 1,2-二氧杂环二酮中间体,该中间体能够激发附近的染料分子(该体系中为 PFODBT)进而在没有外界激发光的情况下产生 CRET[图 6-25(c)]。由于该探针本身不产生肝毒性、生物稳定性好以及具有半乳糖介导的肝靶向能力,因此将 CF-SPN 应用于实时检测药物诱导的肝毒性。在肝脏中,药物会发生酶催化的生物转化,以增强代谢物的亲水性,进而更容易从体内清除。然而生物转化过程经常会通过单电子或者双电子氧化分别产生一些活性自由基或者活性亲电物种,进而导致药物代谢的肝毒性。Rao 等用 CF-SPN 探针成功监测了两个广泛使用的药物[解热镇痛药对乙酰氨基酚 APAP 和抗结核药异烟肼 INH,图 6-25(d)]产生的肝毒性。该方法对于药物评估和筛选以及新药开发具有一定的指导意义。

(a)
荧光
680 nm
820 nm
FRET
ONOO⁻或⁻OCl
680 nm
共轭聚合物: PFODBT
RNS敏感染料: IR775S
COOH
ONOO⁻
或⁻OCl
肝细胞靶向聚合物: PS-g-PEG-Gal
化学发光
H₂O₂
CRET
680~820 nm
双氧水响应化学发光底物: CPPO
H₂O₂
1,2-二氧杂环二酮
染料
2CO₂ + dye⁺
(b)
I680 nm/I820 nm
对照
ONOO⁻
⁻OCl
·OH
¹O₂
O₂·⁻
NO·
H₂O₂
(c)
化学发光信号
/[(p/s)/(cm²/sr)]
ONOO⁻
⁻OCl
¹O₂
NO·
H₂O₂

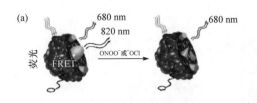

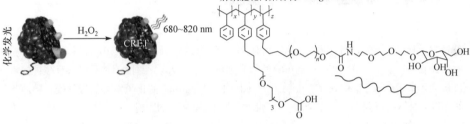

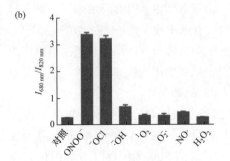

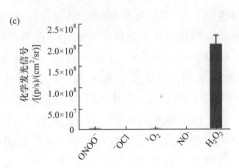

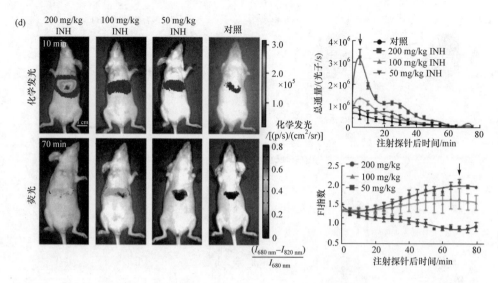

图 6-25　(a)纳米粒子 CF-SPN 的设计和对 ROS 和 RNS 的检测原理；(b)加入不同 ROS 或者 RNS(6 μmol/L)时，CF-SPN(1 μg/mL)的荧光强度 $I_{680\ nm}$ / $I_{820\ nm}$ 变化，对照组只有缓冲溶液；(c)加入不同 ROS 或者 RNS(6 μmol/L)时，CP-SPN(5 μg/mL)的化学发光信号强度；(d)实时成像监测小鼠体内不同剂量 INH 产生的肝毒性：腹腔内注射 INH 或者生理盐水(对照组)，然后再静脉注射 CP-SPN(0.8 mg)，上面的图代表小鼠肝脏内的化学发光信号及随时间的变化情况的定量结果，下面的图代表小鼠肝脏内的荧光信号及随时间的变化情况的定量结果[79]

Pu 研究小组发展了一类可生物降解的共轭聚合物纳米粒子 SPN，其亮度是无机探针亮度的 100 多倍，并成功用于活鼠的余辉成像[80]。余辉发光的机理如下[图 6-26(a)]：PPV 的光照射产生 $^1O_2$，其与 PPV 中的亚乙烯基键(CC)反应形成二氧杂环丁烷中间体，然后不稳定的中间体自发地降解成 PPV-醛，进而发光。在所有基于 PPV 的共轭聚合物(SP)中，MEHPPV(SP6)显示出最高的余辉强度，因此转化为掺杂有 2,3-萘酚菁双(三己基硅氧基)硅烷(NCBS)的纳米颗粒。由于 NCBS 产生的 $^1O_2$ 增加，并通过能量转移将发射调制到 NIR 光学窗口,NCBS 掺杂有助于放大余辉[图 6-26(b)和(c)]。MEHPPV-NCBS5 放大余辉效应实现体外 4 cm 的余辉成像穿透深度和通过小鼠体内 1.7cm 的余辉成像穿透深度，以及活体小鼠的淋巴结和肿瘤的快速及高对比度余辉成像，比通过 NIR 荧光成像亮度提高 127 倍[图 6-26(d)和(e)]。

Dai 课题组利用供体-受体交替共聚反应制备共轭聚合物，并利用纳米共沉淀法制备共轭聚合物纳米粒子，该共轭聚合物具有高量子效率，在 654 nm 处显示吸收峰，并且最大发射峰波长为 1048 nm，具有较大的 Stokes 位移[81]。利用该共轭聚合物纳米粒子首次实现了在>1000 nm 窗口中对活细胞进行荧光成像，并且能够实时跟踪小鼠后肢的动脉血流。

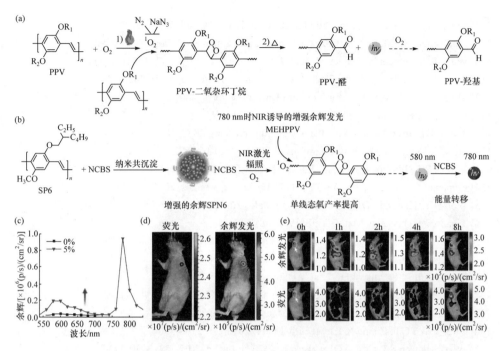

图 6-26　(a)和(b)基于 PPV 的 SPN 构建及余辉发光机制；(c)无 NCBS 掺杂的
SPN6 和 SPN6-NCBS5 的 NIR 诱导的余辉发光光谱；(d)在将 SPN6-NCBS5 皮内注射到
小鼠的前爪后 65 min，活体小鼠中淋巴结的荧光(左)和余辉发光(右)成像；(e)在
通过尾静脉注射全身 SPN6-NCBS5 后的代表性时间点，活体小鼠中肿瘤的代表性
余辉图像(上图)和荧光图像(下图)[80]

参 考 文 献

[1] Yang C S, Chang C H, Tsai P J, et al. Anal Chem, 2004, 76: 4465-4471.

[2] Michalet X, Pinaud F F, Bentolila L A, et al. Science, 2005, 307: 538-544.

[3] Chan W C W, Nile S. Science, 1998, 281: 2016-2018.

[4] So M K, Xu C, Loening A M, et al. Nat Biotechnol, 2006, 24: 339-343.

[5] Medintz I L, Clapp A R, Mattoussi H, et al. Nat Mater, 2003, 2: 630-638.

[6] Lee J S, Green J J, Love K T, et al. Nano Lett, 2009, 9: 2402-2406.

[7] Lewinski N, Colvin V, Drezek R. Small, 2008, 4: 26-49.

[8] George S, Hamblin M R, Kishen A. Photochem Photobiol Sci, 2009, 8: 788-795.

[9] Singh A K, Kasinath B S, Lewis E J. Biochim Biophys Acta, 1992, 1120: 337-342.

[10] Finkelstein E I, Chao P H G, Hung C T, et al. Cell Motil Cytoskeleton, 2007, 64: 833-846.

[11] Feng L H, Zhu C L, Yuan H X, et al. Chem Soc Rev, 2013, 42: 6620-6633.

[12] Liu L B, Duan X R, Liu H B, et al. Chem Commun, 2008, 45: 5999-6001.

[13] Li K, Liu Y T, Pu K Y, et al. Adv Funct Mater, 2011, 21: 287-294.

[14] Zambianchi M, Maria F D, Cazzato A, et al. J Am Chem Soc, 2009, 131: 10892-10900.

[15] Wu C F, Schneider T, Zeigler M, et al. J Am Chem Soc, 2010, 132: 15410-15417.

[16] Wu C F, Jin Y H, Schneider T, et al. Angew Chem Int Ed, 2010, 49: 9436-9440.

[17] Marsh M. Endocytosis. Oxford: Oxford University Press, 2001.

[18] Pu K Y, Li K, Liu B. Chem Mater, 2010, 22: 6736-6741.

[19] Kim I B, Shin H, Garcia A J, et al. Bioconjugate Chem, 2007, 18: 815-820.

[20] Pu K Y, Li K, Shi J B, et al. Chem Mater, 2009, 21: 3816-3822.

[21] McRae R L, Phillips R L, Kim I B, et al. J Am Chem Soc, 2008, 130: 7851-7853.

[22] Fernando L P, Kandel P K, Yu J B, et al. Biomacromolecules, 2010, 11: 2675-2682.

[23] Woo H Y, Korystov D, Mikhailovsky A, et al. J Am Chem Soc, 2005, 127: 13794-13795.

[24] Tian N, Xu Q H. Adv Mater, 2007, 19: 1988-1991.

[25] Rahim N A A, McDaniel W, Bardon K, et al. Adv Mater, 2009, 21: 3492-3496.

[26] Parthasarathy A, Ahn H Y, Belfield K D, et al. ACS Appl Mater Interfaces, 2010, 2: 2744-2748.

[27] Wu C, Bull B, Szymanski C, et al. ACS Nano, 2008, 2: 2415-2423.

[28] Wu C, Schneider T, Zeigler M, et al. J Am Chem Soc, 2010, 132: 15410-15417.

[29] Feng L H, Liu L B, Lv F T, et al. Adv Mater, 2014, 26: 3926-3930.

[30] Yu J B, Wu C F, Zhang X J, et al. Adv Mater, 2012, 24: 3498-3504.

[31] Wu C, Hansen S J, Hou Q O, et al. Angew Chem Int Ed, 2011, 50: 3430-3434.

[32] Chan Y H, Gallina M E, Zhang X J, et al. Anal Chem, 2012, 84: 9431-9438.

[33] Sun W, Hayden S, Jin Y H, et al. Nanoscale, 2012, 4: 7246-7249.

[34] Wu I C, Yu J B, Ye F M, et al. J Am Chem Soc, 2015, 137: 173-178.

[35] Liu J, Feng G X, Liu R R, et al. Small, 2014, 10: 3110-3118.

[36] Wang B, Zhu C L, Liu L B, et al. Polym Chem, 2013, 4: 5212-5215.

[37] Thomas A W, Henson Z B, Du J, et al. J Am Chem Soc, 2014, 136: 3736-3739.

[38] Collot M, Kreder R, Tatarets A L, et al. Chem Commun, 2015, 51: 17136-17139.

[39] Wang B, Yuan H X, Liu Z, et al. Adv Mater, 2014, 26: 5986-5990.

[40] Wang F Y, Li M, Wang B, et al. Sci Rep, 2015, 5: 7617-7624.

[41] Wang B, Yuan H X, Zhu C L, et al. Sci Rep, 2012, 2: 766-773.

[42] An J X, Dai X M, Wu Z M, et al. Biomacromolecules, 2015, 16: 2444-2454.

[43] Fu L Y, Sun C Y, Yan L F. ACS Appl Mater Interfaces, 2015, 7: 2104-2115.

[44] Qiu F, Wang D L, Zhu Q, et al. Biomacromolecules, 2014, 15: 1355-1364.

[45] Yuan Y Y, Zhang C J, Gao M, et al. Angew Chem Int Ed, 2015, 54: 1780-1786.

[46] Chen Z P, Li M, Zhang L J, et al. J Drug Target, 2016, 24: 492-502.

[47] Xu Z, Xu L. Chem Commun, 2016, 52: 1094-1119.

[48] Yuan L, Wang L, Agrawalla B K, et al. J Am Chem Soc, 2015, 137: 5930-5938.

[49] Sarkar A R, Heo C H, Lee H W, et al. Anal Chem, 2014, 86: 5638-5641.

[50] Xu J, Zhang Y, Yu H, et al. Anal Chem, 2016, 88: 1455-1461.

[51] Gao M, Sim C K, Leung C W T, et al. Chem Commun, 2014, 50: 8312-8315.

[52] Sun Y Q, Liu J, Zhang H X, et al. J Am Chem Soc, 2014, 136: 12520-12523.

[53] Koide Y, Urano Y, Kenmoku S, et al. J Am Chem Soc, 2007, 129: 10324-10325.

[54] Yu F B, Li P, Wang B S, et al. J Am Chem Soc, 2013, 135: 7674-7680.

[55] Lim S Y, Hong K H, Kim D I, et al. J Am Chem Soc, 2014, 136: 7018-7025.

[56] Zhang C J, Hu Q L, Feng G X, et al. Chem Sci, 2015, 6: 4580-4586.

[57] Twomey M, Mendez E, Manian R K, et al. Chem Commun, 2016, 52: 4910-4913.

[58] Yang G M, Liu L B, Yang Q, et al. Adv Funct Mater, 2012, 22: 736-743.

[59] Wang J W, Zhou L Y, Sun H, et al. Chem Mater, 2018, 30: 5544-5549.

[60] Pu K Y, Li K, Zhang X, et al. Adv Mater, 2010, 22: 4186-4189.

[61] Ding D, Pu KY, Li K, et al. Chem Commun, 2011, 47: 9837-9839.

[62] McRae R L, Philips R L, Kim I B, et al. J Am Chem Soc, 2008, 130: 7851-7853.

[63] Moon J H, McDaniel W, MacLean P, et al. Angew Chem Int Ed, 2007, 46: 8223-8225.

[64] Li K, Pu KY, Cai L, et al. Chem Mater, 2011, 23: 2113-2119.

[65] Zhu C L, Yang Q, Liu L B, et al. Chem Commun, 2011, 47: 5524-5526.

[66] Feng X L, Yang G M, Liu L B, et al. Adv Mater, 2012, 24: 637-641.

[67] Feng G X, Liu J, Geng J L, et al. J Mater Chem B, 2015, 3: 1135-1141.

[68] Song X J, Liang C, Gong H, et al. Small, 2015, 11: 3932-3941.

[69] Zha Z B, Yue X L, Ren Q S, et al. Adv Mater, 2013, 25: 777-782.

[70] Geng J L, Sun C Y, Liu J, et al. Small, 2015, 11: 1603-1610.

[71] Nie C Y, Li S L, Wang B, et al. Adv Mater, 2016, 28: 3749-3754.

[72] Li S L, Chen T, Wang Y X, et al. Angew Chem Int Ed, 2017, 56: 13455-13458.

[73] Kim S, Lim C K, Na J, et al. Chem Commun, 2010, 46: 1617-1619.

[74] Wu C F, Hansen S J, Hou Q O, et al. Angew Chem Int Ed, 2011, 50: 3430-3434.

[75] Ding D, Li K, Zhu Z S, et al. Nanoscale, 2011, 3: 1997-2002.

[76] Li K, Ding D, Huo D, et al. Adv Funct Mater, 2012, 22: 3107-3115.

[77] Ding D, Wang G, Liu J Z, et al. Small, 2012, 8: 3523-3530.

[78] Pu K Y, Shuhendler A J, Rao J H. Angew Chem Int Ed, 2013, 52: 10325-10329.

[79] Shuhendler A J, Pu K Y, Cui L, et al. Nat Biotechnol, 2014, 32: 373-380.

[80] Miao Q Q, Xie C, Zhen X, et al. Nat Biotechnol, 2017, 35: 1102-1110.

[81] Hong G S, Zou Y P, Antaris A L, et al. Nat Commun, 2014, 5: 4206.

第 **7** 章

疾 病 治 疗

7.1 治疗原理

近年来，研究者们发现水溶性共轭聚合物（WSCP）在光照条件下可以敏化产生单线态氧（$^1O_2$）进而用于细菌和肿瘤细胞的杀伤，这一发现为 WSCP 在治疗方面的应用开启了崭新的大门[1-3]。光动力疗法（PDT）由于其创伤轻微、毒副作用低、患者恢复期短等优势在肿瘤治疗方面被临床采纳，目前已经发展成较为完善的疾病诊断和治疗的新技术[4]。在 PDT 中，WSCP 与光敏剂具有相同的作用，即敏化产生具有细胞杀伤能力的活性氧物种（ROS），包括 $^1O_2$、超氧阴离子自由基（$O_2^-\cdot$）、过氧化氢（H_2O_2）以及羟基自由基（$\cdot OH$）等。大多数情况下，其他 ROS 的产生是由单线态氧与细胞组分（如脂、蛋白质及其他不饱和分子）间的次级反应所介导的[5]。据文献报道，除 $^1O_2$ 外的其他 ROS 比 $^1O_2$ 具有更强的反应活性以及更长的寿命，因而很有可能是导致细胞不可逆死亡的主要因素[1]。$^1O_2$ 的产生过程如图 7-1 所示[5]。基态 WSCP（S_0）被激发到单重激发态 S_1，经过系间窜越（ISC）变成寿命更长的三重激发态 T_1，T_1 态到基态氧分子（$^3O_2$）的能量转移便可敏化产生激发态的 $^1O_2$。基于 WSCP 的 PDT 技术用于病原菌杀伤可以在某种程度上解决细菌多药耐药的问题[6]。除了直接敏化外，借助从 WSCP 到传统光敏剂（如卟啉）的能量转移是近年来被发展的一种敏化策略。由于该方法利用了共轭聚合物的强光捕获能力，因而可以大幅提高 $^1O_2$ 的产生效率[7-9]。除了光辅助方法外，带有季铵盐（QA）基团的化合物对许多微生物也具有杀伤能力，并且其杀伤能力随着 QA 含量的增加而增强[10, 11]。因此，末端带有 QA 基团的 WSCP（QA-WSCP）即使是在暗处也具有广谱的杀菌能力。据推测，阳离子 QA-WSCP 可以与细菌膜表面的抗衡离子进行交换，从而导致膜的去组织化[12]。具体的杀菌过程分为以下几个步骤：①QA-WSCP 对细菌膜表面的静电吸附；②沿着细胞壁进行扩散；③与质膜接触进而破坏细胞膜；④内溶物释放；⑤细菌死亡。如果 QA-WSCP 也具有光杀伤能力，那么总的抗菌活性为光毒性和暗毒性的协同叠加。

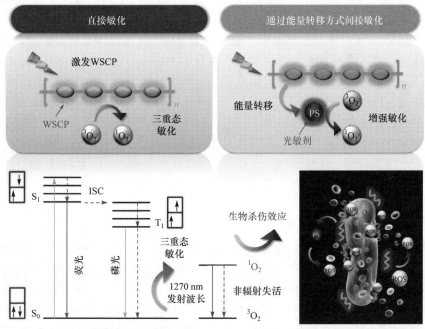

图 7-1　WSCP 敏化产生单线态氧示意图[1]

7.2　抗菌活性

细菌和真菌在自然界中分布极广，虽然个体微小，却广泛涉及健康、食品、医药及环保等诸多的领域，与人类的生活有着密切的联系。细菌是一类单细胞的原核生物，细胞壁紧贴在细胞膜外，其基本化学组成是肽聚糖。利用革兰氏染色可将细菌分为革兰氏阳性菌和革兰氏阴性菌两大类，革兰氏阳性菌和革兰氏阴性菌的细胞壁化学组成有很大不同，因此这两类细菌对革兰氏染色的反应、对抗生素的敏感性及致病性均有很大的不同(表 7-1)。

表 7-1　革兰氏阳性菌和革兰氏阴性菌细胞膜的区别

革兰氏阳性菌	革兰氏阴性菌
肽聚糖含量丰富、层厚、比较坚韧	肽聚糖含量少、层薄、较疏松
细胞壁中含大量磷壁酸	细胞壁中不含磷壁酸
四肽侧链与五肽交联桥相连接，形成三维的立体结构	缺少五肽交联桥，四肽侧链直接相交呈二维网络结构
无外膜	肽聚糖外层外存在含脂蛋白、脂双层、脂多糖组成的外膜结构

真菌是一类真核生物，在多数真菌的细胞壁中最具特征性的物种是甲壳质，其次是纤维素。有一些微生物是有益的，它们可以用来生产奶酪、面包和啤酒等。但是微生物对人类最重要的影响之一是导致传染病的流行，能够产生致病物质造成宿主感染的微生物即为病原微生物，又称病原菌。病原菌的检测、抑制或杀灭在疾病诊断、食品安全、环境监测以及反生物恐怖等领域中具有极其重要的意义[13,14]。大量的广谱抗生素的滥用造成了强大的选择压力，使许多菌株发生耐药性。目前发展的抗菌材料[15-20]主要包括利用铜、锌、银等制成的无机抗菌剂；利用香草醛类化合物、酰基苯胺类、咪唑类、噻唑类、季铵盐类、酚类等制成的有机抗菌剂和纳米抗菌材料等。但是在相当一段时间内，发展新的、不容易引起耐药性的抗菌新材料和新技术仍然非常必要。基于共轭聚合物的 PDT 及侧链的抗菌性基团是治疗微生物感染的新技术。

7.2.1 直接敏化

利用阳离子 WSCP 对负电荷病原菌的结合性质，Whitten 等发展了一系列体系用于病原菌的杀伤[21]。2005 年，他们利用含有 QA 基团的阳离子 PPE 1 首次实现了革兰氏阴性 E. coli 和革兰氏阳性炭疽芽孢杆菌（B. anthracis）的光诱导杀伤[22]。后续，通过简单物理吸附和共价连接的方式，他们将两种含有 QA 基团的阳离子 PPE 2 衍生物嫁接到了 SiO_2 粒子表面[23]。光照辅助下，PPE 包覆的 SiO_2 粒子对海洋卡盾藻（C. marina）和绿脓杆菌（P. aeruginosa）表现出了显著的杀伤效果。

为了进一步发展新型高效的杀菌体系，Whitten 和 Schanze 等设计了基于 PPE 的抗菌微胶囊[24]。将阴离子 PPE 3 和阳离子 PPE 4 交替沉积到 5 μm $MnCO_3$ 模板粒子表面，经模板去除步骤后便可以得到外部带有正电荷和内部带有空穴的微胶囊。该抗菌微胶囊的中空结构以及正电荷表面对 P. aeruginosa 表现出了增强的捕获能力，白光照射下杀菌效率大于 95%。除此之外，Whitten 等还比较了聚合物结构与光毒性和暗毒性的相关性[12]。对比发现，阳离子 PPE 1、4 和 5 具有显著的光杀伤能力，而其暗处杀伤的效率几乎为零。将 PPE 骨架中的一个苯环用噻吩替代后得到聚合物 6，该聚合物的杀菌行为发生明显反转。聚合物 6 对 P. aeruginosa 表现出了高效的暗毒性，杀伤效率大于 95%，而其光毒性却不明显。Whitten 等推测，聚合物 6 的强暗毒性主要来自于其高度疏水的化学结构及其末端的 QA 基团，而低的光毒性是由自身聚集效应所致。进一步，Whitten 等通过系列实验对 PPE 类阳离子聚合物的杀菌机理进行了深入研究。他们首先研究了不同 PPE 类聚合物结构与人工模拟负电荷脂质膜的结合作用[25]。结果表明，与聚合物 3 相比，聚合物 6 对负电荷脂质膜具有更强的结合能力和更快的插入速度，而聚合物 3 由于其较长较大的 QA 基团导致其对人工脂质膜结合能力相对较弱。后续，他们又研究了人工模拟脂质膜头部基团电荷和膜流动性对 PPE 类聚合物抗菌活性的影响[26]。

结果表明，与两性脂质膜相比，聚合物 **6** 由于静电吸引仅对阴离子脂质膜表现出结合效果，这解释了其对负电荷细菌的暗处杀伤效应。除此之外，膜流动性越强、厚度越大，越有利于聚合物的插入。近期，他们又研究了不同长度 PPE 的光杀伤效果[27]。结果表明，重复单元越少，杀菌效果越好，这主要由于重复单元少的 PPE 具有更高的三线态 QE 和更有效的膜破坏能力。

除了高聚物 PPE 外，Whitten 等还研究了寡聚对苯撑乙炔(OPE)的光诱导抗菌活性[5]。相比于高聚物 PPE，寡聚物 OPE 具有相对较高的单线态氧敏化效率，因而其抗菌活性更高。通常来讲，革兰氏阴性菌的膜结构较革兰氏阳性菌复杂得多，加之其自身的强保护机制，因而较难杀伤。然而，噻吩取代的 OPE **7** 对革兰氏阴性的 *E. coli* 却表现出了近乎 100% 的光杀伤效率。Whitten 等[28]还研究了一系列对称(**8**)和非对称(**9**)阳离子 OPE 的暗毒性和光毒性效应。所有 OPE 都表现出了暗处杀伤能力，并且其杀伤效率随着共轭长度、浓度和孵育时间的增加而增加。然而，对称结构比非对称结构具有更强的杀菌效果。进一步的研究表明，光介导的杀伤与 OPE 的膜破坏能力和界面处单线态氧敏化效率直接相关，其中单线态氧敏化能力更加重要。

为了研究抗菌分子与不同膜组成结构之间的相互作用，Whitten 等利用一系列 PPE 和 OPE 分子研究了它们与人工模拟细菌和细胞膜的结合作用[29]。相比于哺乳动物细胞膜，细菌膜表面具有更高的负电荷密度，因而其静电驱动力更大。结果表明，部分 PPE（如 **4**、**5** 和 **6**）和 OPE[如 **7**、**9**(n=2,3) 和 **10**]分子对模拟细菌膜表现出了选择性破坏效果。进一步研究表明，PPE 和 OPE 均可以与人工模拟细菌和细胞膜结合，但仅对细菌模拟膜表现出破坏效应，并且该破坏效应表现出链长依赖性[30]。对于 OPE，破坏效应与链长（重复单元数为 3、5 和 7）成正比；对于 PPE，破坏效应与链长（重复单元数为 17、43 和 101）成反比。分子动力学模拟表明，OPE 的破膜过程为 OPE 聚集体首先插入双层模拟膜中导致其形成一个通道或空洞，然后膜内溶物发生外泄[31]。这些研究表明，磷脂组成对于 PPE 或 OPE 与质膜之间的相互作用具有重要影响，为揭示 PPE 或 OPE 的构效关系以及探索选择性杀菌试剂奠定了坚实基础。

最近，Whitten 等利用电子/光学显微镜和小角 X 射线散射（SAXS）技术研究了阳离子 PPE 和 OPE 对 *E. coli* 的暗处抗菌行为[32]。结果显示，PPE 可以显著改变细菌外层膜和（或）肽聚糖层的结构，这导致细菌质膜的塌陷；OPE 对细菌质膜具有插入性破坏作用，导致内溶物释放，最终使细菌裂解。Whitten 等推测，二者间差异性作用机制主要受分子尺寸效应影响（图 7-2），并从形态学角度对 PPE 和 OPE 的光照及暗处杀伤行为进行了研究，进一步探索了其杀菌机理。结果表明，PPE 和 OPE 对革兰氏阴性菌及革兰氏阳性菌通过不同的机制施加毒性效应。对于革兰氏阴性的 *E. coli*，暗处破坏的主要结构是菌体的胞外被膜（即细胞壁结构），某些情况下还可以破坏细菌质膜，而光照条件下破坏的主要结构是胞外被膜和细菌质膜；对于革兰氏阳性的表皮葡萄球菌（*S. epidermidis*），暗处其结构保持完好，而光照条件下破坏的主要结构是胞外被膜。模拟脂膜实验表明，PPE 和 OPE 在暗处主要利用表面活性剂或"地毯"样机理破坏菌膜结构，而在光照下主要通过 ROS 介导的氧化损伤途径破坏细菌蛋白和质粒 DNA 等生物大分子。

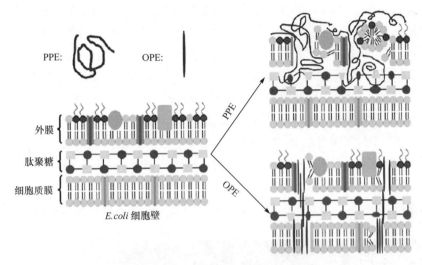

图 7-2　PPE 和 OPE 暗处抗菌机理示意图[32]

2011 年，Wang 课题组设计合成了阳离子共轭聚合物 PPV-1（**11**）用于细菌和细胞混合体系中选择性识别、成像与杀伤病原菌（图 7-3）[33]。由于细菌细胞壁主要由肽聚糖组成，其膜表面带有大量的负电荷，而动物细胞膜虽然含有带负电的磷脂酰丝氨酸，但其主要分布在细胞质膜的内侧，所以在生理条件下，细胞膜表面仅带有少量的负电荷。此外，**11** 侧链修饰了可减弱非特异性作用的寡聚乙二醇，因此在细菌和细胞混合体系中，**11** 会选择性地与细菌结合。在白光照射下，**11** 能敏

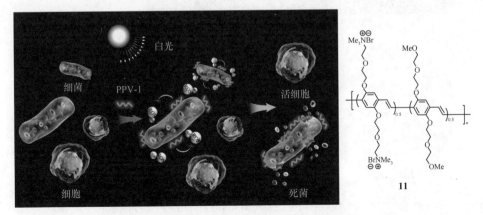

图 7-3　PPV-1 在细菌和细胞混合体系中选择性识别、成像与杀伤病原菌原理图[33]

化产生 ROS，从而对细菌进行杀伤。这是首次实现一个单独分子在细菌和细胞混合体系中选择性识别、成像与杀伤病原菌，对于发展新型抗菌材料用于致病菌感染具有重要意义。

最近，Wang 课题组利用阳离子共轭聚合物 PPV-2（**12**）与葫芦[7]脲（CB[7]）构建了可逆的超分子"抗生素开关"，通过控制 PPV-2 与 CB[7] 的组装和解组装可调控 PPV-2 的抗菌活性（图 7-4）[34]。**12** 由于侧链带有 QA 基团可与细菌作用，在白光照射下可以敏化产生 ROS 将细菌杀死。当加入 CB[7] 后，CB[7] 组装到 PPV-2 侧链上阻碍了 PPV-2 与细菌的相互作用，并且形成的组装体在白光照射下产生 ROS 的能力明显减弱因而不能有效杀死细菌，此时抗生素开关处于"关闭"状态。相对于 PPV-2 与 CB[7]，金刚烷（AD）与 CB[7] 具有更高的结合常数，能形成更加稳定的组装结构。当在 PPV-2 与 CB[7] 的组装体中加入 AD 时，AD 可将 CB[7] 从 PPV-2 的侧链上竞争下来，从而恢复 PPV-2 的抗菌活性，抗生素开关处于"开启"状态。该方法高效、快速、简单，不需要任何化学修饰，并且利用自组装技术实

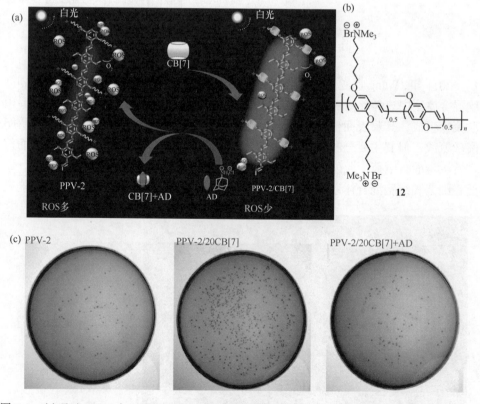

图 7-4　(a)通过 PPV-2 与 CB[7] 的可逆组装与解组装过程调控 PPV-2 ROS 产生能力的示意图；
(b)PPV-2 结构式；(c)杀菌效果[34]

现抗生素抗菌活性的按需启动，可极大避免细菌产生耐药性。此外，该体系还可用于传统的大分子抗菌材料和光动力治疗，为降低药物毒副作用和克服病原菌的耐药性提供了全新思路与策略，具有重大的意义。

Wang 课题组于 2017 年报道了兼具共轭分子和抗菌多肽的新型两亲化合物 OFBT[35]。如图 7-5 所示，该分子由共轭骨架和八个胍基侧链组成，表现出对致病性大肠杆菌(革兰氏阴性菌)、金黄色葡萄球菌(革兰氏阳性菌)和白色念珠菌(真菌)的广谱抑菌活性，最小抑菌浓度(MIC)分别仅为 1.05 μmol/L、1.28 μmol/L 和 2.94 μmol/L。且通过四甲基偶氮唑盐比色法(MTT)实验证实，在有效抑菌浓度下，OFBT 对人类细胞几乎没有毒性。此外，通过扫描电子显微镜(SEM)观察和等温量热滴定(ITC)实验结果推测，尽管 OFBT 是通过不同的作用模式与致病菌接触，但都可破坏致病菌的细胞膜，改变细胞膜的通透性，从而杀死细菌。因病原菌对破膜抗生素不容易产生抗性，OFBT 是一种具有潜在应用价值的新型广谱抗菌材料。

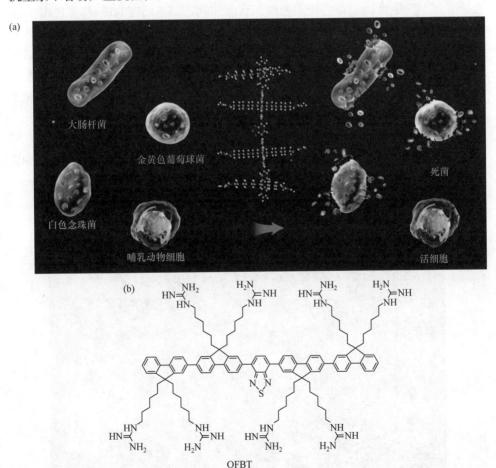

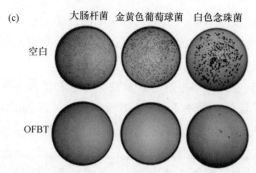

图 7-5 OFBT 抗菌活性原理图(a)及其结构式(b)和实验结果(c)[35]

Keller课题组报道了一项与Whitten课题组和Schanze课题组合作完成的工作,他们描述了一种具有纳米表面结构且修饰有抗菌功能 CPE 和温度响应 PNIPAAm 的多功能材料[36]。该多功能材料(阳离子型的 CPE)可以通过静电和疏水作用接触并杀死革兰氏阴性菌、革兰氏阳性菌、真菌和病毒。该温度响应材料 PNIPAAm 在低温(4℃)下为蓬松的亲水状态;在高温(37℃)下收缩团聚,表现为相对疏水状态的形貌变化,且 PNIPAAm 可以有效控制纳米表面结构的亲疏水状态。因此该材料在低温下可以释放较多的 CPE 侧链,材料表现出良好的杀菌功能;在高温下,PNIPAAm 包覆了 CPE 材料层,杀菌功能被抑制。该项研究成果充分利用共轭聚合物的杀菌性能,且有助于有效地抑制致病菌和病毒的恶性传播。

Fu 课题组设计并合成了新型的抗菌共轭聚合物 PFPQ (13)(图 7-6)[37]。它的季铵盐(QA)侧链不仅可以增加分子的水溶性,同时可使共轭聚合物通过静电和疏

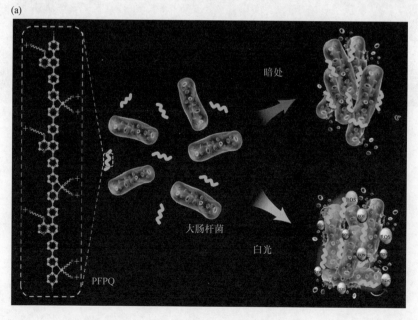

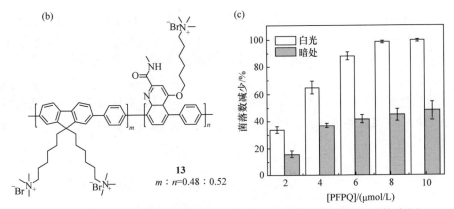

图 7-6　带有 QA 侧链的抗菌共轭聚合物 PFPQ 的抗菌原理图(a)、结构式(b)
以及白光照射实现杀菌效率的提升(c)[37]

水作用与大肠杆菌接触,杀死细菌;共轭的骨架结构可以在白光照射下敏化周围
的氧气产生 ROS,进一步增强 PFPQ 的杀菌效果,从而实现了在光照条件下和非
光照条件下对致病菌的协同高效杀伤。实验结果表明,在温和的光照条件下,该
体系就可以实现对耐氨苄西林大肠杆菌的高效杀伤(99%)。因 ROS 对致病微生物
具有非特异性的破膜能力,该体系不仅具有广谱性,更不易产生耐药性,该共轭
聚合物有望通过制成抗菌涂料应用于医疗器械与材料的表面。

7.2.2　间接敏化

　　为了提高单线态氧敏化效率,利用从 WSCP 到卟啉光敏剂的能量转移是一
个有效办法。Xu 等制备了四苯基卟啉掺杂的共轭聚合物。在双光子激发条件
下,他们分别观察到了增强的四苯基卟啉发射和提高的单线态氧敏化效率[38]。
通过改变聚合物的骨架结构,Xu 等进一步合成了具有高双光子吸收截面的聚
合物。利用光敏剂玫瑰红作为能量受体,他们观察到了 85 倍增强的荧光发射。
除此之外,McNeill 等也制备得到了一系列四苯基卟啉掺杂的 CPN **14**、**15** 和
16,观察到了增强的单线态氧敏化效率,其中 **15** 具有高达 50%的单线态氧敏
化效率。

Wang 等首先利用阴离子 PT **17** 和阳离子卟啉(TPPN)能量转移静电复合体实
现了光活化的病原菌杀伤(图 7-7)[39],得到的静电复合体带有正电荷,因而可以与

负电荷病原菌结合。由于聚合物具有强的光捕获能力，**17**/TPPN 能量转移体表现出了增强的单线态氧敏化效率。Wang 等进一步研究了该体系在白光照射条件下的杀菌活性。结果表明，该体系对革兰氏阴性的 *E. coli* 和革兰氏阳性的枯草芽孢杆菌（*B. subtilis*）均表现出了有效的杀菌活性。除了非共价静电复合外，Wang 等还利用共价连接的方式制备得到了卟啉修饰的阳离子 PT **18**。利用分子内能量转移增强卟啉敏化单线态氧的策略，实现了真菌黑曲霉（*A. niger*）的高效杀伤。

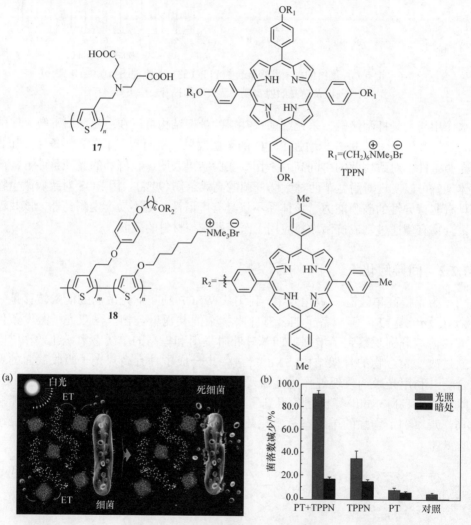

图 7-7　**17**/TPPN 复合体用于细菌杀伤

(a) 光介导杀菌示意图；(b) **17**/TPPN 在暗处和光照条件下（光密度为 27 J/cm²）对 *E. coli* 的杀伤活性[39]

Wang 等设计发展了不需要外界光照射的新模式光动力治疗体系，利用化学分子激活产生 ROS 的原理，实现了对肿瘤与微生物感染的有效抑制[40]。该体系中鲁米诺分子在辣根过氧化物酶(HRP)以及双氧水存在下产生的生物发光通过生物发光能量转移(BRET)过程可以高效转移到阳离子寡聚对苯撑乙烯分子(OPV)上，激发态的 OPV 分子敏化周围环境的氧气分子产生 ROS，继而杀死相邻的肿瘤细胞与病原微生物(图 7-8)。实验结果表明，该体系对白色念珠菌具有高效的杀伤能力，杀菌效率高达 98%。该体系可克服经典光动力疗法中光源不能透过深部组织的缺点，为设计新模式的光动力治疗体系提供了新思路。

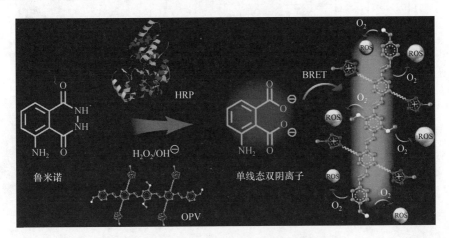

图 7-8 BRET 体系敏化产生 ROS 示意图[40]

2018 年，Wang 课题组首次构建了基于电化学发光(ECL)驱动的抗菌新体系[41]。ECL 代替物理光源，激发光敏剂产生的 ROS 可高效杀伤致病性细菌，并将此策略命名为电化学发光治疗(ECL-therapeutics)。采用水凝胶代替液体系统制备了水凝胶抗菌器件，ECL 的化学反应在水凝胶中是一个缓慢的过程，仅需 0.6 V 电压下通电 5 s，发光可持续 10 min 以上。这一独特的持久发光特性与长余辉寿命使该抗菌器件通电 5 s，便可持续抗菌 10 min(图 7-9)。该研究为 ECL 开辟了新的应用领域，同时为传统的光动力抗菌提供了新的治疗模式。

Wang 课题组设计制备了基于荧光共轭聚合物的薄膜用于抗菌活性研究。如图 7-10 所示，研究者将含有卟啉的聚三噻吩沉积在聚对苯二甲酸乙二酯固体基底上制备抗菌薄膜[42]。通过控制卟啉/三噻吩的比例优化薄膜的抗菌性能。利用薄膜中共轭聚合物光捕获能力强的优势，通过聚合物与卟啉之间的能量转移效应提高 ROS 产生效率。用光密度为 25 mW/cm^2 的白光照射 20 min 后该薄膜表现出 65% 的杀菌效率。这一工作为基于共轭聚合物薄膜在抗菌领域的发展提供了新思路。

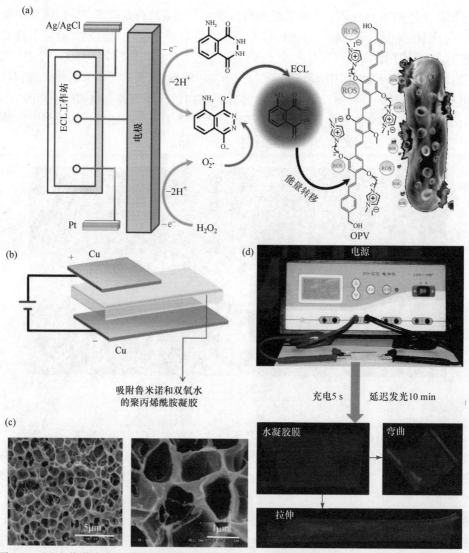

图 7-9 （a）电化学发光驱动的抗菌疗法原理图；（b）水凝胶抗菌器件；（c）水凝胶扫描电镜图；
（d）水凝胶通电发光后的弯曲和拉伸变形模式[41]

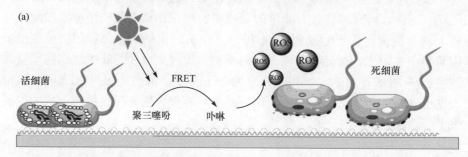

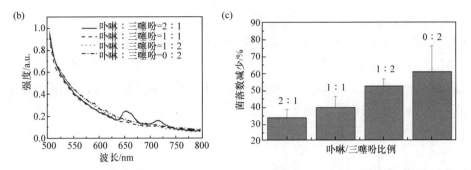

图 7-10　(a)聚合物薄膜的抗菌机理示意图；(b)不同卟啉/三噻吩比例的薄膜的荧光发射光谱，激发波长为 470 nm；(c)不同卟啉/三噻吩比例的薄膜对大肠杆菌的杀伤能力[42]

　　Wang 课题组[43]设计了一种基于共轭聚电解质-银纳米粒子(conjugated polyelectrolyte-silver nanoparticle, Ag NP)的多功能光学生物检测体系，用于细菌的检测与杀伤。该体系用于细菌检测与杀菌的原理如图 7-11 所示。在功能化的石英基底上吸附 Ag NP 作为金属信号放大纳米结构。然后，在银纳米结构上覆盖由 PLL/PAA 双层组成的隔离层。最后再覆盖上一层聚(L-赖氨酸)-接枝-聚(乙二醇)[poly(L-lysine)-*graft*-poly(ethylene glycol), PLL-*g*-PEG]以防止蛋白质及细菌的吸附[图 7-11(a)]。由于细菌表面及 PEG 中的醚键带负电，在引入了阳离子型共轭聚合物后，*E. coli* 可以通过静电相互作用组装在检测体系的表面并产生细菌检测的荧光信号[图 7-11(b)]。而且，共轭聚合物在白光照射下会产生 ROS，通过接触可以有效地杀灭细菌[图 7-11(c)]。该生物检测体系提供了一种新型的细菌捕获、检测与杀伤的方法。

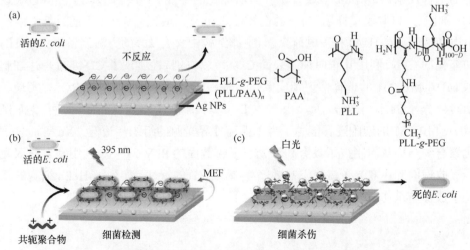

图 7-11　检测体系的结构(a)及细菌检测(b)与杀伤(c)的原理示意图[43]

Tang 课题组通过与 Liu 课题组合作,研发了一种基于水溶性共轭聚合物和上转换纳米粒子的新型杂化材料[44]。该杂化材料取长补短,利用上转换纳米粒子的上转化效应,在近红外光源照射下,通过共轭聚合物产生的 ROS,实现了在 30 min 之内对致病菌的高效杀伤。该研究成果对于依靠近红外光源的深层组织细菌感染治疗具有良好的应用前景。

7.3 抗肿瘤活性

共轭聚合物及其纳米粒子具有高的荧光亮度、较好的光稳定性以及能带可调的性质,因而被广泛应用在生物成像领域。另外,通过侧链修饰或者纳米粒子的表面修饰,还可以进一步增强靶向性和选择性。近些年,共轭聚合物被成功应用于肿瘤治疗方面。一方面,通过辐照,共轭聚合物被激发跃迁到激发态之后,能够敏化氧气($^3O_2$)产生单线态氧($^1O_2$),因此共轭聚合物已经被开发为一类新型的光动力治疗的光敏剂;另一方面,连有药物分子的聚合物,由于其增强的细胞内吞作用以及原位较高的药物浓度,也具有良好的细胞杀伤能力。

利用卟啉修饰的阳离子 PT **18**,Wang 等进一步提高了 WSCP 的抗肿瘤活性。光照条件下,从 PT 骨架到卟啉基团的分子内能量转移可以增强单线态氧的敏化效率。实验结果表明,**18** 对肿瘤细胞具有明显的杀伤效果。为了实现对肿瘤细胞的选择性杀伤,Wang 等设计了叶酸功能化的中性 PT **19** 并实现了叶酸过表达 KB 细胞(人口腔表皮样癌细胞)的选择性杀伤[45]。最近,Wang 等通过静电组装负电荷透明质酸(HA)和正电荷聚酯(主体结构中含有 **20**)的方法制备得到了 HA 功能化的 CPN,利用其靶向细胞表面 CD44 受体的特性实现了 CD44 过表达细胞系 MDA-MB-231 的选择性识别成像[46]。进一步,借助光照产生的 ROS,实现了 CD44 分子的不可逆失活。由于 CD44 与细胞迁移有关,因而可以抑制 MDA-MB-231 的细胞迁移能力。为了提高外界光源的组织渗透性,Xu 等通过优化聚合物结构从而制得了具有高双光子吸收截面的 PFV **21**[47]。利用其大的双光子吸收截面和在双光子激发下高效产生单线态氧的特性,实现了 HeLa 细胞的双光子成像与杀伤。

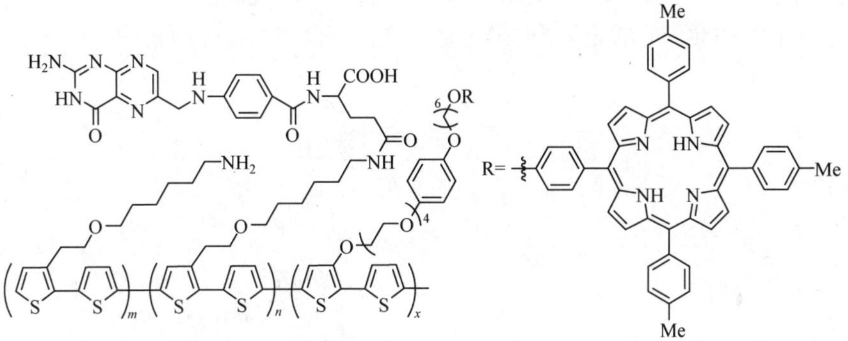

19

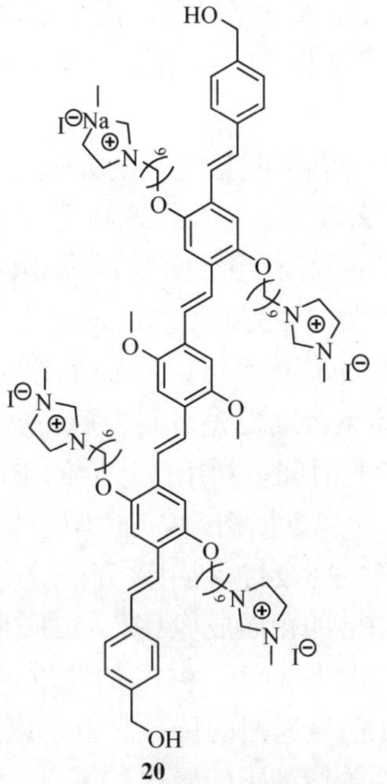

20

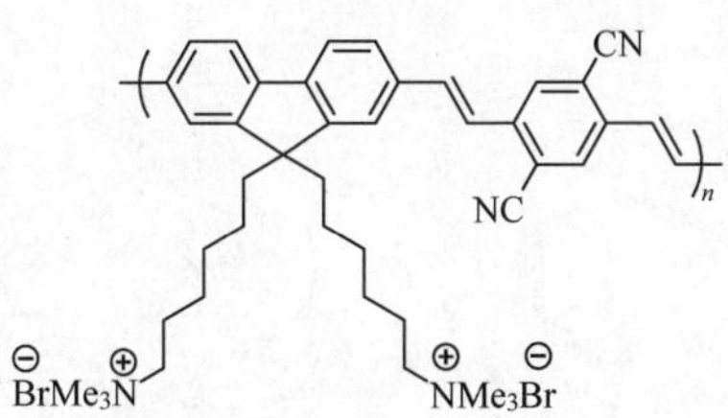

21

由于细胞膜表面带有大量的负电荷以及不同的标志物，能与带正电荷或特定元素的物种通过静电或配体-受体作用相结合。2012 年，Wang 等为了提高共轭聚合物的抗肿瘤效率，设计并制备了包含广谱抗癌药物苯丁酸氮芥 **22** 和阳离子聚噻吩 **23**、平均粒径为 50 nm 的 CPN[48]。相比于单一的共轭聚合物或抗癌药物，CPN 的抗肿瘤效率提高了 2～9 倍，抗肿瘤效率的提高是由共轭聚合物和抗癌药物的协同作用所致。

另外，Wang 等[49]利用可嵌入细胞膜的阳离子寡聚对苯撑乙烯 OPV **19** 的光敏化产生 ROS 的能力，改变了细胞膜的通透性，实现了 Dox 耐药细胞 MCF-7m 耐药性的逆转。

除了直接敏化，研究者们利用间接敏化的方式也实现了肿瘤细胞的杀伤。基于光敏剂掺杂的 **14**/TPP CPN 体系，Xu 等利用双光子技术实现了人肝癌细胞 HepG2 的成像与杀伤[8]。Wang 等利用上面提到的 BRET 体系也实现了 HeLa 肿瘤细胞的高效杀伤，杀伤效率大于 90%[40]。Wang 等进一步研究了该体系在荷瘤裸鼠中的有效性，结果表明 BRET 体系可以明显抑制肿瘤细胞的生长，18d 后的抑制率为 30%。鲁米诺发光体系持续发光时间较短，通过向体系中加入鲁米诺发光增强剂，延长了该体系的发光时间。利用改进后的 BRET 体系，肿瘤抑制率提高到了 55%。为了实现蛋白质的定点损伤，Wang 等设计合成了药物他莫昔芬(TAM，雌激素受体调节剂)功能化的 PT **24**，利用该分子对胞内蛋白雌激素受体 α(ERα) 特异性结合的性质实现了 ERα 的靶向成像(图 7-12)[50]。借助 PT **22** 在光照条件下通过分子内能量转移间接敏化卟啉产生 ROS 的性质，实现了胞内 ERα 蛋白的不可逆失活，从而抑制了核受体信号通路的传导。由于该信号通路与细胞生长增殖有关，因而可以抑制 ERα 阳性肿瘤细胞的繁殖。

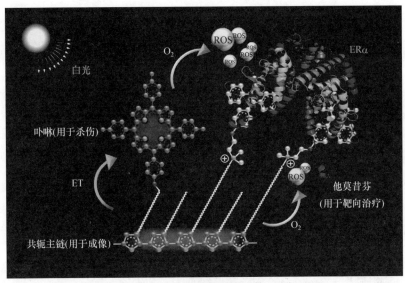

图 7-12 靶向失活胞内雌激素受体α示意图[50]

此外，共轭聚合物还能通过修饰识别基团及载药等方式，实现抗肿瘤。胞外及胞内基质 pH 约为 7.2，而溶酶体内 pH 约为 5，因此研究者们可以在药物载体内引入酸敏感的基团，进而利用溶酶体的酸性环境实现药物的释放[51, 52]。2014 年，Lu 和 Zhu 课题组[53]合成了一个超支化的嵌段共轭聚合物 HCP-*O*-PEG，其胶束聚集体作为载体包裹药物。Moon 课题组合成了一种可生物降解的聚对苯撑乙炔衍生物 PPE，在聚合物骨架中引入了可被谷胱甘肽降解的二硫键，为了提高线粒体靶向性，在 PPE 的侧链末端引入了 TPP[54]。

结合共轭聚合物的载药能力与光动力治疗能力，Liu 等设计合成了末端修饰羧基的共轭聚合物 PFVBT-*g*-PEG[图 7-13（a）]用以多方位的癌细胞杀伤[55]。其作用原理如图 7-13（b）所示，PFVBT-*g*-PEG 具有疏水的共轭主链及亲水的侧链，其主链可与疏水性药物紫杉醇（PTX）作用，并通过自组装形成亲水侧链在外部的 CP/PTX 纳米粒子。在 CP/PTX 表面通过酰胺缩合功能化修饰具有靶向整合素$\alpha_v\beta_3$过表达细胞的 cRGD，得到 TCP/PTX 纳米粒子。TCP/PTX 纳米粒子同时具有光动力治疗、靶向成像及药物杀伤的功能，因此可获得增强的治疗效果。

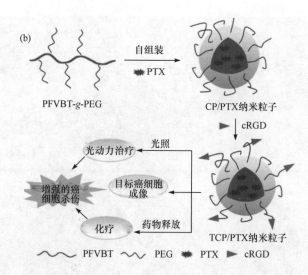

图 7-13　(a)共轭聚合物 PFVBT 的结构式；(b)TCP/PTX 纳米粒子靶向杀伤癌细胞的原理图[55]

　　利用金属离子的配位作用，Wang 课题组将共轭聚合物与生物大分子结合，并做了相关应用研究[56]。该课题组首次报道了利用 Gd^{3+} 与 DNA 上的磷酸及聚噻吩 PT-COOH 侧链的羧基的配位作用通过自组装形成 DNA/PT 杂化水凝胶，由于该水凝胶同时具有 DNA 水凝胶良好的生物相容性及共轭聚合物敏化氧气产生 ROS 的能力，因此暗处条件下细胞可在该水凝胶中存活，而光照条件下可利用光动力学疗法实现对癌细胞的杀伤[57]。如图 7-14 所示，Huang 课题组于 2016 年将光敏剂[Pt(Ⅱ)配位的卟啉]引入共轭聚合物骨架得到了一种对氧气敏感的新型

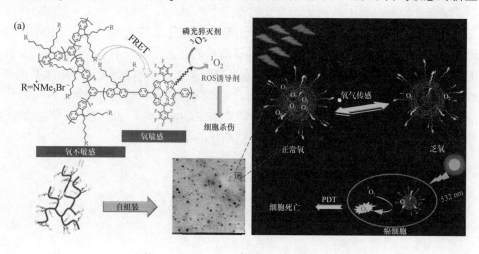

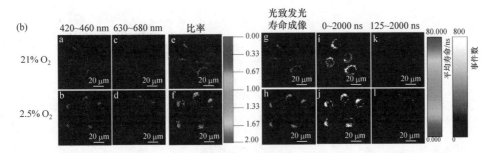

图 7-14　(a)共轭聚合物的自组装、氧气传感及肿瘤细胞光动力杀伤示意图；(b)自组装体系用于细胞内氧气浓度传感及荧光寿命成像图[58]

水溶性共轭聚合物，该聚合物在水溶液中会自组装成 10 nm 左右的纳米粒子[58]。Pt(Ⅱ)配位的卟啉不仅对氧气敏感，还具有长的化学发光寿命，随着氧气浓度降低其荧光强度增加且荧光寿命变短。当体系中氧浓度高时，主要观测到聚芴骨架的蓝色荧光；当体系中氧浓度降低的时候，能发生从聚芴到卟啉的 FRET，观测到卟啉的红色荧光，通过同时检测两种荧光的强度可以实现对氧气浓度的传感。除此之外，卟啉的引入能有效提高体系敏化产生单线态氧的能力，有利于实现肿瘤细胞的高效光动力杀伤。

基于共轭聚合物纳米粒子的光引发药物释放载体也已被报道，并具有特定靶向的功能。Dox 通过一段 ROS 裂解的链段接枝在聚乙二醇化的 PFVBT 上形成 PFVBT-*g*-PEG-Dox。PFVBT-*g*-PEG-Dox 可以自组装成纳米颗粒。为了更好地选择性杀伤肿瘤细胞，在纳米颗粒表面修饰了环精氨酸-甘氨酸-天冬氨酸三肽(cRGD)，cRGD 序列可以靶向过表达在癌细胞上的 $\alpha_v\beta_3$ 整合素(含有 cRGD 的 PFVBT-*g*-PEG-Dox NP，表示为 TCP-Dox NP)。由于 PFVBT 可以在光照下产生 ROS，所产生的 ROS 将进一步裂解 ROS 敏感链段，使得 Dox 释放。此外，过量的 ROS 可进一步损伤癌细胞，从而提供额外的光动力治疗[59]。

Wang 课题组[60]发展了一种基于微生物的新型药物载体用于肿瘤细胞的多模式杀伤。微生物毒素胶囊的制备是通过组装阳离子聚(芴-亚乙烯基-苯并噻二唑)PFBV 和携带有毒素表达质粒的非致病性大肠杆菌而实现的(图 7-15)。借助于荧光共聚物和多黏菌素 B(PLB)的协同释放效应，细胞毒素可以从细菌载体内大量释放并且引发程序化细胞死亡。该体系具有可控担载、增强缓释、高效杀伤以及时空可控等优点。

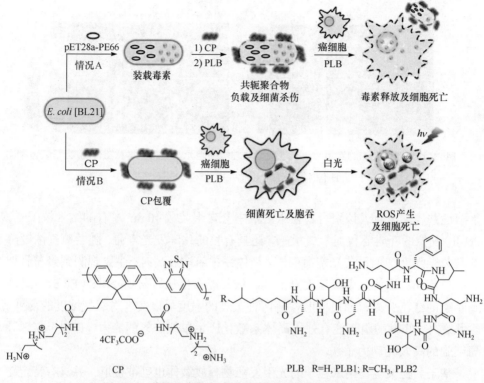

图 7-15 共轭聚合物与多黏菌素协同杀伤肿瘤示意图[60]

Wang 等[61]设计合成了一个在光照条件下具有较强 ROS 产生能力的寡聚物 OPV。OPV 本身不需要修饰靶向基团即可自靶向线粒体，因此对细胞具有很强的光毒性。为了选择性杀伤肿瘤细胞，建立了一个可以被肿瘤细胞过表达的基质金属蛋白酶（MMP）特异性降解的水凝胶体系。该水凝胶由含四个乙烯基砜末端的 PEG 和两个半胱氨酸末端的多肽通过迈克尔加成反应得到，因 OPV 可以特异性地与 N 端半胱氨酸反应，OPV 被共价引入了水凝胶。为了促进细胞在凝胶表面的黏附，还共价引入了 cRGD。该水凝胶可以特异性被肿瘤细胞分泌的 MMP 降解，在水凝胶被降解的同时，部分 OPV 会从水凝胶中释放出来进而被肿瘤细胞内吞。因此，该水凝胶可以特异性地对肿瘤细胞进行成像，且可以在光照条件下，特异性杀伤肿瘤细胞，而对正常细胞几乎没有损伤。

Wang 课题组[62]设计、合成了一种新型共价连接π共轭寡聚分子与巯基的紫杉醇体系（OPV-*S*-PTX），通过细胞内选择性的原位自组装技术提高了紫杉醇的疗效，降低毒性并克服了耐药性。该分子通过 π-π 堆叠和疏水相互作用聚集，进一步在 ROS 作用下通过二硫键交联在肿瘤细胞内原位组装形成纳米聚集体，从而阻止被排除细胞外（图 7-16）。实验结果表明 OPV-*S*-PTX 的 IC$_{50}$ 是 PTX 本身的 1/127，即使对紫杉醇耐药的肿瘤细胞株 A549/T，也仅为 PTX 的 1/90。裸鼠试验表明肿瘤的生长受到明显抑制。由于正常哺乳动物细胞中 ROS 活性较低，不能有效诱导 OPV-*S*-PTX 在细胞内组装，因此该体系对正常细胞几乎无毒性。对其增强抗肿瘤作用的分子机制进行了探讨，OPV-*S*-PTX 可极大促进微管束在肿瘤细胞中形成，导致细胞凋亡。在此研究基础上，将长春新碱(Vin)、他莫昔芬(TMX)、替尼泊苷(Tenip)和多柔比星(Dox)，通过迈克尔加成反应分别制备得到 OPV-*S*-Vin、OPV-*S*-TMX、OPV-*S*-Tenip 和 OPV-*S*-Dox。实验结果表明这些 OPV-*S*-drug 均可在肿瘤细胞内组装形成药物聚集体，与单独药物分子相比，OPV-*S*-PTX、OPV-*S*-TMX 与 OPV-*S*-Vin 对耐药的肿瘤细胞系 IC_{50} 值降低 5～8 倍，获得了较好的抗癌效果[63]。由于替尼泊苷和多柔比星是结合 DNA 的拓扑异构酶抑制剂，OPV-*S*-Dox 和 OPV-*S*-Tenip 不能穿透核膜，因此活性被抑制。OPV-*S*-drug 在肿瘤细胞内与靶点的作用模式决定它们的药效。将细胞内原位组装的策略用于选择性差、高毒性的表鬼臼毒素(Podophyllotoxin)，OPV-*S*-Podo 不但保留了表鬼臼毒素对肿瘤细胞高效杀伤的活性，而且对正常细胞的毒性显著降低。通过细胞内原位自组装技术可提高药物

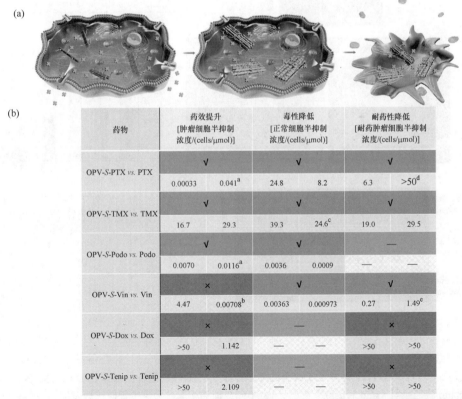

(a)

(b)

药物	药效提升 [肿瘤细胞半抑制 浓度/(cells/μmol)]		毒性降低 [正常细胞半抑制 浓度/(cells/μmol)]		耐药性降低 [耐药肿瘤细胞半抑制 浓度/(cells/μmol)]	
OPV-*S*-PTX *vs.* PTX	√		√		√	
	0.00033	0.041[a]	24.8	8.2	6.3	>50[d]
OPV-*S*-TMX *vs.* TMX	√		√		√	
	16.7	29.3	39.3	24.6[c]	19.0	29.5
OPV-*S*-Podo *vs.* Podo	√		√		—	
	0.0070	0.0116[a]	0.0036	0.0009		
OPV-*S*-Vin *vs.* Vin	×		√		√	
	4.47	0.00708[b]	0.00363	0.000973	0.27	1.49[e]
OPV-*S*-Dox *vs.* Dox	×		—		×	
	>50	1.142	—	—	>50	>50
OPV-*S*-Tenip *vs.* Tenip	×		—		×	
	>50	2.109	—	—	>50	>50

a. MCF-7细胞系,b. HCT-8细胞系,c. MCF-10A细胞系,d. A549/T细胞系,e. HCT-8/V细胞系;√是,×否

图 7-16　细胞内选择性的原位自组装技术提高化疗药物疗效示意图(a)及药物疗效(b)[63]

分子在肿瘤部位的靶向富集，抑制肿瘤细胞内药物外排，并降低对正常细胞的毒副作用，为发展高效、低毒的化疗药物提供了一条有效途径。

共轭聚合物纳米点(Pdot，尺寸较小的 CPN)可以将吸收扩展到近红外光谱区域，并具有较好的光热转化效率。此外，共轭聚合物所具有的生物相容性和水分散性，使其在光热治疗法应用中发挥出优良的作用。二酮吡咯并吡咯(DPP)连接的聚噻吩 PTD 有强的近红外吸收和高的光热转换效率。808 nm 光照射 5 min，PTD Pdot 可以将其水溶液加热至 61.4℃，而在相同的实验条件下纯水的温度基本不变。PTD Pdot 的光热转换效率约为 65%。PTD Pdot 在体外和体内都显示出显著的光热疗效效果(图 7-17)[64]。

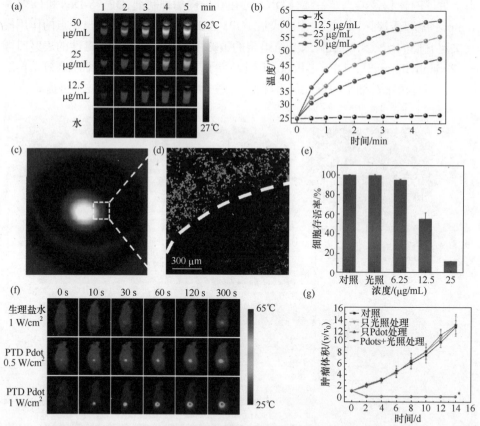

图 7-17　不同浓度 Pdot 水溶液在不同时间下的红外热图(a)和温度曲线(b)；(c)在用 PTD Pdot 和红外激光照射(0.5 W/cm²)孵育 5 min 后，4T1 细胞培养皿的红外热图；(d)用钙黄绿素 AM(活细胞，绿色荧光)和 PI(死细胞，红色荧光)染色的细胞荧光图像；(e)用 808 nm 激光在 0.5 W/cm² 照射 5 min 后 PTD Pdot 孵育 4T1 细胞的细胞存活率；(f)注射生理盐水和 PTD Pdot 的小鼠在 808 nm 激光照射 5 min 后的红外热图；(g)不同组荷瘤小鼠的肿瘤生长曲线(*表示 $P<0.01$，肿瘤体积归一化为它们的初始尺寸，误差线表示每组六只小鼠的标准偏差)[64]

为了提高癌症的治疗效率和选择性，降低光动力疗法对正常组织的损伤风险，Pu 研究小组设计了一种纳米二氧化铈掺杂的 SPN10，可根据肿瘤微环境调节光动力疗法特性，进行优化治疗[65]。SPN10 在生理中性环境减少 ROS 的产生，但在病理酸性条件下增加 ROS 的产生(图 7-18)。在激光照射下，相对于没有纳米二氧化铈掺杂的 SPN10(SPN10-C0)，纳米二氧化铈掺杂的 SPN10(SPN10-C)的癌细胞杀伤能力提高 2.9 倍。此外，SPN10-C 的可调节特性不仅在 NIR 激光照射下为癌症消融提供了更好的 PDT 性能，而且减少了对正常组织的损伤。

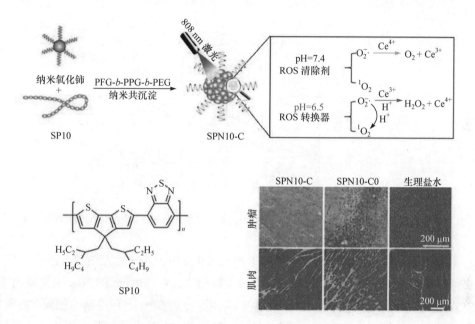

图 7-18　SPN10-C 制备过程及在生理中性和病理酸性条件下的可调节性质，以及在 808 nm 激光照射下用盐水、SPN10-C 或 SPN10-C0 处理 24 h 后对小鼠肿瘤和肌肉进行苏木精-伊红 (H&E)染色[65]

Pu 课题组提出一种酶增强光疗法的新策略用于癌症治疗，与典型的光动力疗法相比，治疗效率显著提高[66]。将葡萄糖氧化酶(GOx)共价键合于共轭聚合物纳米颗粒 SPN2 表面，如图 7-19 所示，它能有效催化肿瘤组织中的葡萄糖向葡萄糖酸和 H_2O_2 的转化。在激光照射下，原位产生的 H_2O_2 被光解产生羟基自由基及 ROS，以杀死癌细胞。

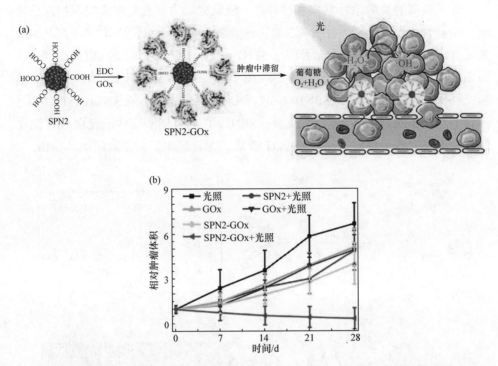

图 7-19　SPN 用于治疗肿瘤时 H_2O_2 的产生和光解示意图 (a) 及小鼠内的肿瘤生长曲线 (b) [66]

　　Pu 研究组设计合成了一种 TRPV1 靶向 SPN，用于特异性光热激活神经元[67]。SP 通过纳米共沉淀转化为 SPN，与金纳米棒相比，在 808 nm 的 NIR 激光照射下 SPN 具有更快的加热能力。将抗 TRPV1 抗体键合到 SPN 上获得精确靶向 TRPV1 的共轭聚合物纳米生物复合物 (图 7-20)，确保在 NIR 激光照射下局部产生的热量从 SPN14bc 快速扩散到 TRPV1 离子通道。因此，共轭聚合物纳米生物复合物作为无线远程纳米调节剂起作用，以快速且特异性地激活 TRPV1 离子通道，以安全且可逆的方式在几毫秒内诱导神经元细胞 Ca^{2+} 内流。TRPV1 在许多类型的癌细胞中也高度过表达[68]，因此 TRPV1 离子通道的激活代表了一种有前途的细胞特异性治疗方法[69]。将辣椒素 (Cap，TRPV1 激动剂) 和脂质层自组装得到半导体光热纳米激光剂 (SPN7-C，图 7-20)。在秒时激光照射下，SPN7 的光热转换增加了温度并使脂质层熔化，使得 Cap 受控释放到细胞膜上的活性 TRPV1 Ca^{2+} 通道。TRPV1 离子通道的多重光活化的累积结果是 Ca^{2+} 过量流入线粒体，特异性诱导 TRPV1 阳性癌细胞的细胞凋亡 [图 7-20 (d)][70]。

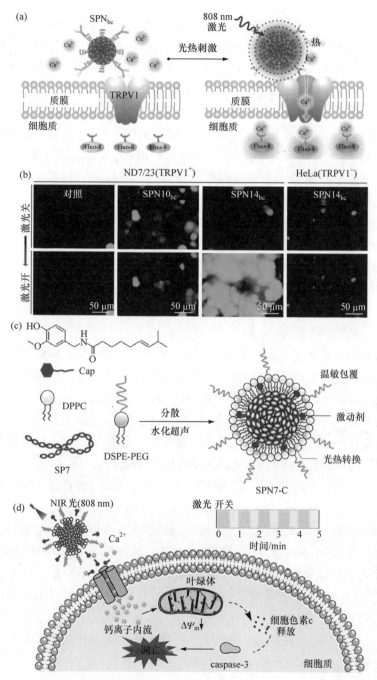

图 7-20　（a）SPN_{bc} 控制的光热激活神经元中 Ca^{2+} 通道的示意图；（b）利用钙离子荧光探针 Fluo-8 作为指示剂实时监测细胞内钙离子浓度；（c）SPN7-C 制备示意图；（d）在 NIR 激光照射下，SPN7-C 诱导的凋亡机制示意图[70]

　　Pu 课题组设计了基于共轭聚合物的纳米酶，通过 NIR 激光激活以增强癌症光热治疗效果[71]。温度敏感的酶 Bro 可以很好地消化胶原蛋白，将其通过偶联反应共价结合至共轭聚合物，得到 Bro 修饰的共轭聚合物 CPN-Bro。CPN-Bro 可以在 808 nm 的 NIR 激光照射下将光子能量转换成热量，导致局部温度增加。由于 Bro 的最佳活性温度为 45℃，局部热量导致 CPN-Bro 的酶活性增强超过 2 倍。这种光热触发的酶远程激活能够改善 CPN-Bro 在 3D 肿瘤球体中的穿透深度，并增强肿瘤中纳米颗粒的积聚，这应该归因于肿瘤微环境中最丰富的细胞外基质蛋白Ⅰ型胶原的原位消化。因此，CPN-Bro 在 808 nm 激光照射下在肿瘤区域诱导更高的热量产生，并且相对于对照 CPN，最终获得更好的抗癌效率。

　　Wang 课题组[72]利用相似策略，将细胞穿透肽(Tat)键合于共轭聚合物纳米粒子表面，经 NIR 照射后，聚合物-多肽纳米复合物将光能转换为热量，产生局部热量来刺激细胞内热启动的基因表达，从而实现近红外光对细胞内基因表达的远程调控。这为深层组织的基因治疗及光热治疗提供了新的思路，也为远程、无损调控细胞活性提供了新方法。

　　Pu 课题组报道了共轭聚合物纳米药物(SPNpd)，其不仅在 NIR 光照射下有效地产生单线态氧($^1O_2$)，而且特异性在缺氧肿瘤微环境中激活化学治疗[73]。SPNpd由两亲性聚合物自组装形成，其包含接枝有聚(乙二醇)的光响应光动力骨架，并通过缺氧可裂解的部分与化疗药结合，SPNpd 协同发挥光动力学和化学疗法，并有效抑制在异种移植肿瘤小鼠模型中的肿瘤生长。该研究展示了一种具有高度癌症治疗潜力的可缺氧激活的光治疗聚合物前体药物系统。

　　光动力疗法是一种前景广阔的癌症治疗方法。影响 PDT 功效的两个参数是光源和氧气供应。Wang 课题组利用血红蛋白(Hb)-共轭聚合物纳米粒子(CPN)制备了 PDT 系统，其自身可以发光并供应氧气[74]。Hb 催化鲁米诺的活化，共轭聚合物聚[2-甲氧基-5-(2-乙基己氧基)-1,4-亚苯基亚乙烯基](MEH-PPV)纳米粒子可通过化学发光共振能量转移(CRET)吸收鲁米诺的化学发光，然后使 Hb 提供的氧气敏化，产生杀死癌细胞的 ROS(图 7-21)。该系统可用于控制释放抗癌前药[图 7-21(c)]。该系统不需要外部光源，并且在缺氧条件下避免了不足的分子氧水平。这项工作为探索用于光动力治疗的智能化和多功能纳米平台的构建提供了重要依据。

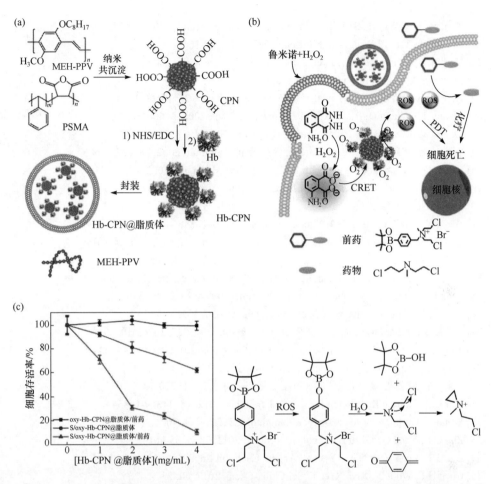

图 7-21 （a）Hb-CPN @脂质体制备的示意图；（b）用于光疗的发光和供氧系统的示意图；（c）控制释放抗癌前药结果[74]

参 考 文 献

[1] Zhu C, Liu L, Yang Q, et al. Chem Rev, 2012, 112: 4687-4735.

[2] Xing C, Liu L, Tang H, et al. Adv Funct Mater, 2011, 21: 4058-4067.

[3] Ji E, Corbitt T S, Parthasarathy A, et al. ACS Appl Mater Interfaces, 2011, 3: 2820-2829.

[4] Dougherty T J, Gomer C J, Henderson B W, et al. J Natl Cancer Inst, 1998, 90: 889-905.

[5] Zhou Z J, Corbitt T S. J Phys Chem Lett, 2010, 1: 3207-3212.

[6] Hamblin M R, Hasan T. Photochem Photobiol Sci, 2004, 3: 436-450.

[7] Xing C F, Xu Q L, Tang H W, et al. J Am Chem Soc, 2009, 131: 13117-13124.

[8] Shen X Q, He F, Wu J H, et al. Langmuir, 2011, 27: 1739-1744.

[10] Kenawy E R, Worley S D, Broughton R. Biomacromolecules, 2007, 8: 1359-1384.

[11] Li P, Poon Y F, Li W F, et al. Nat Mater, 2011, 10: 149-156.

[12] Corbitt T S, Ding L P, Ji E Y, et al. Photochem Photobiol Sci, 2009, 8: 998-1005.

[13] Deisingh A K, Thompson M. Analyst, 2002, 127: 567-581.

[14] Berry V, Gole A, Kundu S, et al. J Am Chem Soc, 2005, 127: 17600-17601.

[15] Zhang H F, Wang D, Butler R, et al. Nat Nanotechnol, 2008, 3: 506-511.

[16] Ignatova M, Labaye D, Lenoir S, et al. Langmuir, 2003, 19: 8971-8979.

[17] Stoimenov P K, Klinger R L, Marchin G L, et al. Langmuir, 2002, 18: 6679-6686.

[18] Koper O B, Klabunde J S, Marchin G L, et al. Curr Microbiol, 2002, 44: 49-55.

[19] Brunt K D, Wood P N. JOCCA-Surf Coat Int, 1997, 80: 473-475.

[20] Cen L, Neoh K G, Kang E T. Langmuir, 2003, 19: 10295-10303.

[21] Wang Y, Chi E Y, Schanze K S, et al. Soft Matter, 2012, 8: 8547-8558.

[22] Lu L D, Rininsland F H, Wittenburg S K, et al. Langmuir, 2005, 21: 10154-10159.

[23] Chemburu S, Corbitt T S, Ista L K, et al. Langmuir, 2008, 24: 11053-11062.

[24] Corbitt T S, Sommer J R, Chemburu S, et al. ACS Appl Mater Interfaces, 2009, 1: 48-52.

[25] Ding L P, Chi E Y, Chemburu S, et al. Langmuir, 2009, 25: 13742-13751.

[26] Ding L P, Chi E Y, Schanze K S, et al. Langmuir, 2010, 26: 5544-5550.

[27] Ji E K, Parthasarathy A, Corbitt T S, et al. Langmuir, 2011, 27: 10763-10769.

[28] Tang Y L, Corbitt T S, Parthasarathy A, et al. Langmuir, 2011, 27: 4956-4962.

[29] Wang Y, Tang Y L, Zhou Z J, et al. Langmuir, 2010, 26: 12509-12514.

[30] Wang Y, Jones E M, Tang Y L, et al. Langmuir, 2011, 27: 10770-10775.

[31] Hill E H, Stratton K, Whitten D G, et al. Langmuir, 2012, 28: 14849-14854.

[32] Wang Y, Corbitt T S, Jett S D, et al. Langmuir, 2012, 28: 65-70.

[33] Zhu C L, Yang Q O, Liu L B, et al. Adv Mater, 2011, 23: 4805-4810.

[34] Bai H T, Yuan H X, Nie C Y, et al. Angew Chem Int Ed, 2015, 54: 13208-13213.

[35] Chen H F, Wu L X, Xiao X, et al. Sci China-Chem, 2017, 60: 237-242.

[36] Pappas H C, Phan S, Yoon S, et al. ACS Apply Mater Interfaces, 2015, 7: 27632-27638.

[37] Sun H, Yin B H, Ma H L, et al. ACS Apply Mater Interfaces, 2015, 7: 25390-25395.

[38] He F, Ren X S, Shen X Q, et al. Macromolecules, 2011, 44: 5373-5380.

[39] Xing C F, Yang G, Yang Q, et al. Small, 2012, 8: 525-529.

[40] Yuan H X, Chong H, Wang B, et al. J Am Chem Soc, 2012, 134: 13184-13187.

[41] Liu S, Yuan H, Bai H, et al. J Am Chem Soc, 2018, 140: 2284-2291.

[42] Liu L, Chen J, Wang S. Adv Healthcare Mater, 2013, 2: 1582-1585.

[43] Wang X, Cui Q, Yao C, et al. Adv Mater Technol, 2017, 2: 1700033-1700043.

[44] Li J T, Zhao Q, Shi F, et al. Adv Healthc Mater, 2016, 5: 2967-2971.

[45] Xing C, Liu L, Tang H, et al. Adv Funct Mater, 2011, 21: 4058-4067.

[46] Chong H, Zhu C, Song J, et al. Macromol Rapid Commun, 2013, 34: 736-742.

[47] Shen X, Li L, Chan C A C, et al. Adv Opt Mater, 2013, 1: 92-99.

[48] Yang G, Liu L, Yang Q, et al. Adv Funct Mater, 2012, 22: 736-743.

[49] Wang B, Yuan H, Liu Z, et al. Adv Mater, 2014, 26: 5986-5990.

[50] Wang B, Yuan H X, Zhu C L, et al. Sci Rep, 2012, 2: 766.

[51] An J, Dai X, Wu Z, et al. Biomacromolecules, 2015, 16: 2444-2454.

[52] Fu L, Sun C, Yan L. ACS Appl Mater Interfaces, 2015, 7: 2104-2115.

[53] Qiu F, Wang D, Zhu Q, et al. Biomacromolecules, 2014, 15: 1355-1364.

[54] Twomey M, Mendez E, Manian R K, et al. Chem Commun, 2016, 52: 4910-4913.

[55] Yuan Y Y, Liu B. ACS Appl Mater Interface, 2014, 6: 14903-14910.

[56] Duan X R, Liu L B, Feng X L, et al. Adv Mater, 2010, 22: 1602-1606.

[57] Hu R, Yuan H X, Wang B, et al. ACS Appl Mater Interface, 2014, 6: 11823-11828.

[58] Zhou X, Liang H, Jiang P, et al. Adv Sci, 2016, 3: 1500155.

[59] Yuan Y, Liu J, Liu B, et al. Angew Chem Int Ed, 2014, 53: 7163-7168.

[60] Zhu C, Yang Q, Lv F, et al. Adv Mater, 2013, 25: 1203-1208.

[61] Li M, He P, Li S, et al. ACS Biomater Sci Eng, 2018, 4: 2037-2045.

[62] Zhou L, Lv F, Wang S, et al. Adv Mater, 2018, 30: 1704888.

[63] Zhou L, Lv F, Liu L, et al. CCS Chem, 2019, 1: 97-105.

[64] Li S, Wang X, Hu R, et al. Chem Mater, 2016, 28: 8669-8675.

[65] Zhu H, Fang Y, Miao Q, et al. ACS Nano, 2017, 11: 8998-9009.

[66] Chang K, Liu Z, Fang X, et al. Nano Lett, 2017, 17: 4323-4329.

[67] Lyu Y, Xie C, Chechetka S A, et al. J Am Chem Soc, 2016, 138: 9049-9052.

[68] Wu T T, Peters A A, Tan P T, et al. Cell Calcium, 2014, 56: 59-67.

[69] Orrenius S, Zhivotovsky B, Nicotera P. Nat Rev Mol Cell Biol, 2003, 4: 552-565.

[70] Zhen X, Xie C, Jiang Y, et al. Nano Lett, 2018, 18: 1498-1505.

[71] Li J, Xie C, Huang J, et al. Angew Chem Int Ed, 2018, 57: 3995-3998.

[72] Wang Y, Li S, Zhang P, et al. Adv Mater, 2018, 30: 1705418.

[73] Cui D, Huang J, Zhen X, et al. Angew Chem Int Ed, 2019, 58: 5920-5924.

[74] Jiang L, Bai H, Feng L, et al. Angew Chem Int Ed, 2019, 58: 10660-10665.

第 **8** 章

其他生物应用

功能有机共轭分子在诊断、成像和治疗等领域发挥重要作用，鉴于其优异的光物理性能，功能有机共轭分子体系在其他生物领域也获得广泛应用。本章将介绍功能有机共轭分子在小分子、生物大分子和细胞检测方面的应用，作为载体在基因和药物递送及释放方面的应用，以及在生物光电器件(包括光合作用、光催化和生物能源)领域新的多学科交叉领域的应用。

8.1　小分子、生物大分子和细胞检测

Lavigne 等利用侧链带羧基的聚噻吩与结构类似的二胺小分子通过静电/π-π 相互作用形成组装体，二胺小分子结构的差异导致与聚噻吩组装成的复合物光谱存在差异，实现结构类似的二胺化合物的有效区分[1]。Wu 等在纳米纤维素薄膜上利用 1-乙基-3(3-二甲基丙胺)碳二亚胺(EDC)缩合连接上共轭聚合物 PFC 得到一种新的薄膜，通过监测共轭聚合物的荧光实现硝基芳香化合物的高灵敏度检测[2]。除此之外，Chiu 等利用表面修饰羧基的 CPN 实现铜离子(Cu^{2+})检测，羧基与 Cu^{2+} 作用后会导致 CPN 的聚集而诱发荧光猝灭[3]。该课题组还用简单掺杂法，通过在共轭聚合物体系中混入罗丹明内酰胺染料，实现汞离子(Hg^{2+})的高效检测[4]。

除了化学小分子、离子等的快速检测，科学家们还实现了生物大分子(蛋白质、核酸)、细胞等的检测。Sprakel 等发现修饰有正电荷的蛋白质与带负电荷的共轭聚合物形成组装体以后，使共轭聚合物结构更加舒展导致其光谱变化，他们发现即使在蛋白质浓度很低的情况下也能引起聚合物骨架构象变化，实现了蛋白质的高灵敏度检测[5]。Chiu 等合成了一种具有强的荧光各向异性的共轭聚合物，并利用组装的手段得到了表面有羧基的纳米粒子[6]。通过酰胺缩合修饰上链霉亲和素(SA)后，纳米粒子能够识别修饰有生物素的驱动蛋白。用偏振光激发与蛋白质结合的纳米粒子，通过研究其偏振荧光能够获悉蛋白质的旋转情况。Huang 等发展

了一个基于共轭聚合物(PFEP)/适配体(aptamer)的组装体系用于凝血酶蛋白检测[7]。在没有凝血酶存在的情况下，PFEP 能够通过静电作用与修饰有荧光染料的适配体组装在一起并发生有效的 FRET；当体系中有凝血酶存在时，该蛋白质能够诱导适配体形成 G 四链体进而形成一种新的组装体，即 G 四链体/凝血酶/PFEP，导致荧光染料与 PFEP 之间的 FRET 受到抑制，从而实现凝血酶的高灵敏度检测(可低至 2 nmol/L)。2011 年，Yam 等利用 Pt-Pt 作用、静电作用和 π-π 堆积等制备了一种基于共轭聚合物 PPE-SO$_3^-$ 的组装体系用于人血清蛋白(HSA)的特异性检测[8]。Pt(Ⅱ)的配合物能够在 PPE-SO$_3^-$ 的侧链发生组装并诱导二者的光谱发生变化，只有 HSA 存在的情况下，因为与 Pt 配位化合物之间的强静电作用和氢键作用等，组装体系才能有效解组装，使光谱恢复到原来的状态，所以该体系在检测 HSA 时具有高的灵敏度及强的特异性。如图 8-1 所示，Rotello 课题组基于静电/疏水作用将阳离子共轭聚合物与绿色荧光蛋白组装在一起并发生 FRET，利用不同细胞与该组装体系作用以后导致 FRET 的差异实现了对不同种细胞的简单、快速区分[9]。

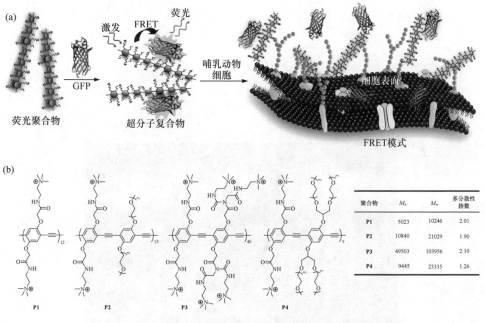

图 8-1 (a)共轭聚合物与 GFP 组装体用于肿瘤细胞检测、区分原理；
(b)对应共轭聚合物的化学结构[9]

2013 年，Surin 等设计并合成了一系列阳离子聚噻吩 CPT，聚噻吩通过静电作用与 DNA 组装成左旋或右旋的手性组装体，通过实验证明 DNA 序列、拓扑结构及共轭聚噻吩的自身结构共同影响体系的圆二色谱(CD)并具有指纹性[10]。2015

年他们继续利用阳离子聚噻吩 CPT 与一系列 DNA 形成组装体,因为 DNA 序列、长度和拓扑结构的差异最终形成左旋或右旋的复合物,其 CD 也具有明显的差异性[11]。

除了共轭聚合物的功能化组装用于检测,科研工作者们在功能化修饰共轭聚合物并将其应用于检测方面也做了大量的工作。2008 年,Bunz 课题组合成了不同糖基修饰的 PPE,并研究了其与伴刀豆蛋白(亲糖蛋白)的作用,发现蛋白质的结合会导致聚合物荧光猝灭,实现了对大肠杆菌的检测[12]。Liu 等在 2010 年合成了侧链带羧基的 PFP,Cyt c 能够通过静电作用与 PFP 结合并因聚合物与蛋白质之间的电荷转移导致聚合物的荧光猝灭,向上述体系中加入胰蛋白酶后荧光得到恢复,该体系能够用于生物催化反应的监测[13]。Yu 课题组在共轭聚合物侧链共价连接罗丹明得到 CP 1,如图 8-2(a)所示,在正常情况下,422nm 激发只能收集到聚合物的蓝色荧光,聚合物与罗丹明之间没有能量转移[14];当体系中存在铁离子(Fe^{3+})

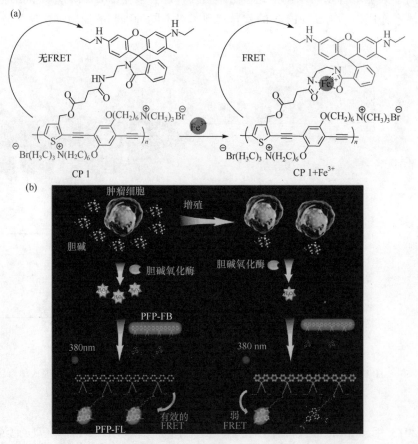

图 8-2　(a)修饰有罗丹明的共轭聚合物用于检测铁离子的原理；(b)修饰有荧光素的聚芴检测细胞培养体系中乙酰胆碱的原理[14,15]

时，聚合物侧链的二乙酸铵结构能够与 Fe^{3+} 螯合，并且发生从共轭聚合物到罗丹明的 FRET，可以检测到罗丹明的黄色荧光。基于此原理实现了对 Fe^{3+} 离子的检测，Wang 等利用该体系还实现了细胞内 Fe^{3+} 的检测。2015 年，Wang 等[15]利用酰胺缩合在聚芴的侧链上修饰了硼酸保护的荧光素，如图 8-2(b)所示，正常情况下荧光素被硼酸保护不能发生从聚芴到荧光素的能量转移；在有 H_2O_2 存在的情况下硼酸保护基会离去并发生从聚芴到荧光素的 FRET。乙酰胆碱在乙酰胆碱酶存在的情况下会反应生成 H_2O_2，基于这个原理，Wang 等实现了对肿瘤细胞培养基中乙酰胆碱的高效、快速检测。

结合 PCR 扩增技术，Wang 课题组发展了一种基于阳离子共轭聚合物的肿瘤细胞的特异性识别与检测方法[16]。以结合适配体-Fl 的 HL60 细胞为模板进行 PCR 扩增，扩增过程中掺入荧光素标记的 dNTP，阳离子聚芴 PFP 与扩增产物的荧光素之间的 FRET 效率较高(图 8-3)。而以非异性结合的细胞系为模板，PFP 与掺入荧光素的 PCR 产物之间的 FRET 效率较低。因此，根据 FRET 信号的差异，成功实现了均相 HL60 细胞高灵敏度的识别与检测。

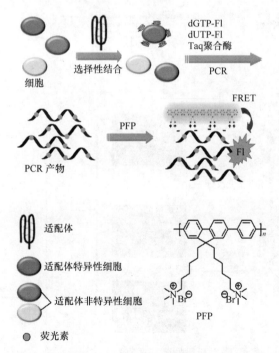

图 8-3　适配体-PCR 法检测肿瘤细胞的设计原理图[16]

Wang 等利用聚芴苯衍生物 PFP 与 CB[7]形成的超分子微生物检测荧光探针，通过检测其在病原菌表面原位解组装前后的荧光信号变化，参照指纹图谱，最终实现对革兰氏阴性菌(大肠杆菌、铜绿假单胞菌)、革兰氏阳性菌(枯草芽孢杆菌、金黄色葡萄球菌、粪肠球菌)和真菌(白色念珠菌、酿酒酵母菌)的快速检测区分(图 8-4),且同时实现了对同种菌不同亚型的区分和病原菌混合样品的区分[17]。

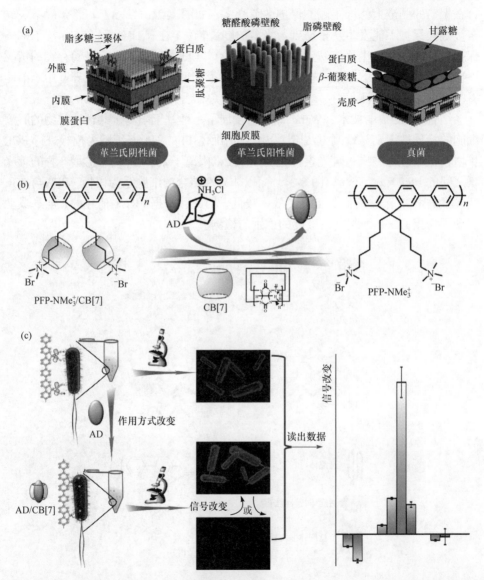

图 8-4 (a)革兰氏阴性菌、革兰氏阳性菌和真菌表面结构示意图;(b)超分子荧光生物探针 PFP-NMe₃⁺/CB[7]的组装/解组装过程原理图;(c)PFP-NMe₃⁺/CB[7]区分不同病原菌的原理示意图[17]

此外,他们通过 PT 和 CB[7]之间的超分子相互作用合成了超分子生物荧光探针 PT/CB[7],并且利用生物探针 PT 和 PT/CB[7]的荧光信号响应,成功设计并构建了一种快速、准确的区分病毒与致病菌的新方法[18]。PT 和 PT/CB[7]与生物表面经过 25 min 的相互作用，产生了特定的荧光强度变化，只需读取样品荧光数值，计算荧光变化比率，再使用 SPSS 软件进行常规结合线性判别分析，即可比照指纹图谱，实现区分。这不仅革命性地简化了荧光检测探针的合成步骤，而且高度集成了实验步骤。该方法在区分病毒和微生物(如细菌、真菌)时，具有快速、简便、高效且准确等优点，具有广阔的应用前景。其不仅能区分细菌、真菌和病毒，也可以区分具体的细菌、真菌或病毒种类。

对于 H_2O_2 的超敏感成像，Rao 课题组设计了基于共轭聚合物纳米粒子的传感器，该传感器能够同时使用化学发光和荧光无关的光学通道同时检测药物诱导的 ROS 和 RNS[19]。SP2 作为化学发光共振能量转移能量受体和荧光共振能量转移能量供体。将花青染料 IR775S 和草酸盐 CPPO 包封在 SP2 纳米粒子中，作为基于荧光的响应传感器和 H_2O_2 反应性化学发光底物。 H_2O_2 的检测限低至 5 nmol/L [图 8-5(b)]。该方法的检测灵敏度使其能够在肝毒性诱导的早期体内检测对乙酰氨基酚(APAP)和异烟肼(INH)[图 8-5(c)和(d)]。Pu 课题组优化该方法实现了脂多糖(LPS)诱导的腹膜炎和神经炎症的小鼠模型中体内 H_2O_2 超敏感成像[20]。

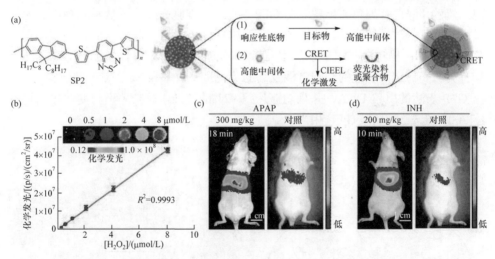

图 8-5 (a)SP2 的化学结构和化学发光纳米探针用于靶标成像示意图；(b)在不同浓度下对双氧水的化学发光响应；(c)接受腹膜内注射 APAP 或盐水(对照)小鼠的化学发光图像，然后 18 min 静脉内注射 SPN2；(d)接受腹膜内注射 INH 或盐水(对照)的小鼠的化学发光图像，然后 10 min 时静脉内注射 CF-SPN2[19]

8.2 基因和药物的递送与释放

由于细胞膜对带负电荷物种的排斥以及血清内核酸酶对基因的快速降解，生物、化学以及医学研究者一直致力于开发稳定的基因载体。在这方面，CPN 作为基因或药物载体在 siRNA、质粒以及药物传输中被广泛使用。2010 年，Moon 等利用氨基修饰的聚对苯撑乙烯 CPN 实现了在植物原生体中 siRNA 传输和靶向基因沉默[21,22]。CPN 疏松自由聚集形成的水合半径为 60～80 nm。由于 CPN 带正电荷，通过静电作用容易与带负电荷的核酸结合并且在整个传输过程中对 siRNA 起到保护作用。研究发现，在原生质体合成阶段，CPN 对细胞壁的生物合成有效地实现 *NtCesA-1* 基因的沉默起到至关重要的作用。利用 CPN 的荧光特性，CPN 可以用于监测整个作用过程。2010 年，Wang 等报道了一种同时具有荧光成像和转染功能的双功能 CPN（图 8-6）[23]。通过自组装的方式，得到磷脂和季胺盐修饰的 50 nm 粒径的 CPN。这个体系的设计主要包括以下几个方面：①两亲性的 CPN 易于进入细胞；②生物相容性的磷脂能够为 CPs 疏水主骨架提供保护作用，提高了 CPN 的生物相容性和光稳定性；③带正电荷的季胺盐能够与基因有效结合，并实现 CPN 用于监测整个传输过程的目的。正如所设计的，CPN 展示了高的光稳定性和低的细胞毒性，并且能够进入细胞，聚集在细胞核周围。通过静电作用形成的 CPN-pCX-EGFP（质粒 DNA 编码的绿色荧光蛋白）复合物能够被传输到 A549 细胞内。蓝色和绿色叠加色的出现表明 GFP 在 A549 细胞内发生了转录和翻译。为了发展长期且实时成像和基因传输的多功能体系，2013 年 Wang 等制备了阳离子聚芴衍生物，并且与质粒 DNA 形成紧密的纳米颗粒[24]。CPN 的平均粒径为 125 nm，具有高的光稳定性、低的细胞毒性及高的荧光量子效率（43%）。CPN 能够有效传输 GFP 表达的质粒 DNA，并且能够达到 92%的转染。转染效率与商业化的脂质体 2000 和聚乙烯亚胺（PEI）相当。

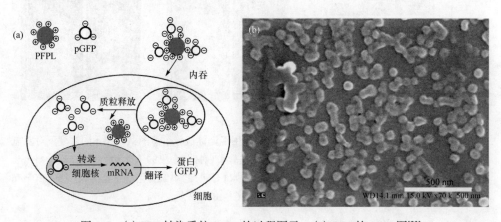

图 8-6　(a)CPN 转染质粒 DNA 的过程图示；(b)CPN 的 SEM 图[23]

除了用于基因（siRNA 和 DNA）的传输之外，CPN 还可以用于靶向药物的传输和释放过程的监测。与有机染料和无机量子点相比，CPN 在药物传输和释放过程监测方面具有明显的优势。首先，它们具有好的生物相容性和无免疫原性；其次，能够控制药物释放到靶向肿瘤细胞上；最后，利用它们自发的荧光，能够监测药物释放的过程。2010 年，Wang 等制备得到了能够用于药物传输和同时可进行释放监测的多功能 CPN[25]。这个体系是由阳离子和抗癌药物柔多比星(Dox)修饰的聚(L-谷氨酸)(PG)通过静电作用自组装形成的粒径大约为 50 nm 的 CPN。在这个体系中，CP 作为荧光成像试剂和药物传输与释放的载体；聚(L-谷氨酸)作为药物载体，并且能够被降解进而释放药物。具体的药物传输和释放过程如图 8-7 所示，首先，CP 的荧光被药物 Dox 猝灭，当聚(L-谷氨酸)被水解并释放出 Dox，Dox 与靶向肿瘤细胞作用后，CP 的荧光被恢复。

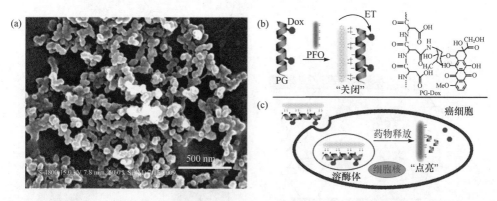

图 8-7 (a) CPN 与药物形成静电复合物的 SEM 图；(b) CP/PG-Dox 体系示意图；(c) 静电复合物传输和释放药物示意图[25]

2012 年，Wang 等设计合成了一系列不同主链结构或不同侧链修饰的水溶性共轭聚合物[26]。四种聚合物与大肠杆菌作用后会形成具有荧光的聚集体，且不同共轭聚合物的聚集效果不同。利用这一特点，将多种聚合物以不同的比例混合，并加入大肠杆菌介导，通过共轭聚合物间的 FRET，即可调节得到多种荧光的共轭聚合物/大肠杆菌杂化材料。此有机/无机杂化材料可用于细胞的多色成像与条码技术。

除了利用共轭聚合物与其他材料的相互作用形成杂化组装体，功能化修饰的共轭聚合物本身也可实现自组装。Wang 等设计合成了共轭寡聚物，具有四个侧链，其中三个侧链末端是阳离子的季铵盐修饰，一个侧链为阴离子的羧基修饰[27]。因此在水溶液中由于静电作用，寡共轭聚物可形成类似聚合物的组装体，展现出与水溶性共轭聚合物相似的光捕获性质。通过在寡共轭聚物侧链末端羧基修饰光照易离去的硝基光敏基团可实现对组装的调控，从而实现对相应检测的调控。Huck

等通过亲核取代反应合成了具有两亲离子侧链修饰的共轭聚合物[图 8-8(a)]，并利用该聚合物制备了高储水性的 3D 片层水凝胶[28]。其组装原理如图 8-8(b)所示，通过侧链两亲离子的静电相互作用可形成网状结构。Huck 等随后研究共轭聚合物的浓度、侧链长度、离子强度、温度等对该水凝胶性质的影响，发现该水凝胶在 35℃附近表现出强烈的溶胶-凝胶转变[图 8-8(c)]。该两性离子共轭聚合物水凝胶无论在溶液或水凝胶状态均可与 DNA 作用，因此表现出潜在的生物应用价值。

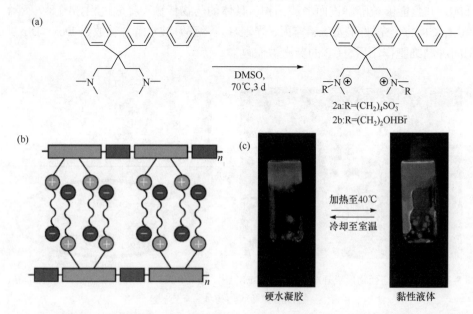

图 8-8　(a)两性离子侧链修饰的共轭聚合物的合成路线；(b)两性离子共轭聚合物水凝胶的形成示意图；(c)紫外灯下 10 wt%的两性离子共轭聚合物水凝胶 2a 对温度的响应变化图[28]

2018 年，Wang 等设计合成了共轭聚合物聚对苯撑乙烯 PPV，并分别通过点击化学反应和酰胺缩合反应将光开关基团给体-受体斯坦豪斯加合物(donor-acceptor Stenhouse adduct，DASA)以及叶酸基团共价连接在共轭聚合物的侧链，得到一种新型的两亲性 PPV-ST 分子[29]。由于分子间的疏水相互作用和π-π相互作用，该两亲分子在水溶液中能够自发形成纳米粒子(PPV-ST-NP)；亲水性的抗癌药物如多柔比星(Dox)或者喜树碱(CPT)可被包裹在 PPV-ST-NP 载体的空腔内。光照后 DASA 转变为关环的环戊烯酮形式，极性转变，使得 PPV-ST-NP 打开，腔内包裹的药物分子被释放出来(图 8-9)。同时，PPV 的荧光逐渐增强可监测细胞内药物释放过程。该研究为可见光照射下实现药物的可控释放及监测提供了新的研究思路。

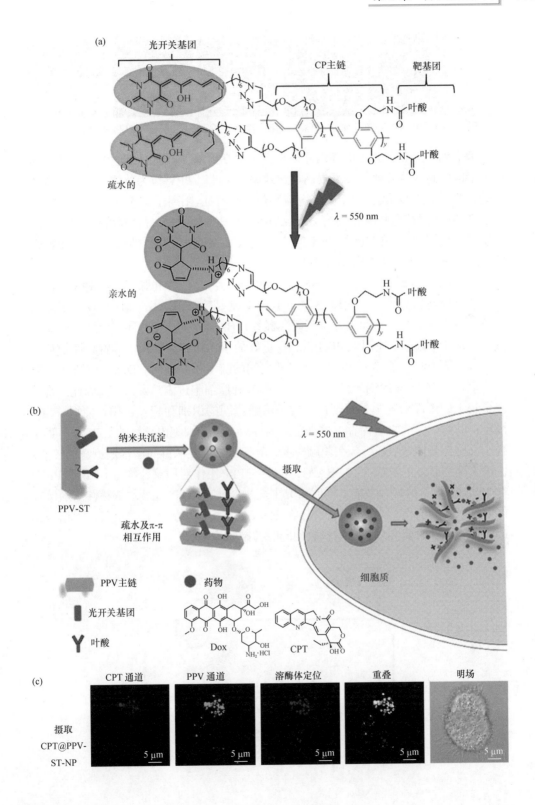

(a) 光开关基团　CP主链　靶基团

疏水的

λ = 550 nm

亲水的

(b) PPV-ST

纳米共沉淀　λ = 550 nm

摄取

疏水及π-π
相互作用

细胞质

PPV主链

光开关基团

叶酸

Dox　CPT

药物

(c)　　CPT 通道　　PPV 通道　　溶酶体定位　　重叠　　明场

摄取
CPT@PPV-
ST-NP

5 μm　　5 μm　　5 μm　　5 μm　　5 μm

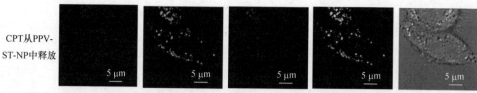

CPT从PPV-
ST-NP中释放

图 8-9　PPV-ST 化学结构(a)与光控药物释放原理(b)及研究结果(c)[29]

考虑到基因和载体可能被内涵体捕获进而在溶酶体降解，细胞内化后从内涵体或溶酶体高效释放能够显著提高递送效率。一种以 PPV 作为载体并实现内涵体逃逸策略的应用被报道。由于其正电荷和两亲性特征，阳离子 PPV 可以充当 siRNA 递送载体，通过静电相互作用与 siRNA 组装后，PPV/siRNA 复合物可被细胞内吞。当暴露于足够强度的白光时，PPV 可以产生 ROS 来破坏内涵体膜，从而实现递送的 siRNA 逃逸出溶酶体(图 8-10)[30]。

具有近红外吸收的 CPN 载体能够同时实现近红外成像和腺苷-5′-三磷酸(ATP)响应的抗癌药物释放[31]。通过 3-氟-4-羧基苯基硼酸(FPBA)的酰胺化反应来修饰聚芴衍生物(PFFP)，从而引入苯基硼酸标签(PBA)作为与 ATP 和唾液酸的结合位点。可通过与氨基反应引入 PEG 以获得更好的生物相容性并减少非特异性相互作用。载药能力归因于 Dox 和聚合物骨架之间的疏水相互作用。Dox 和 PFFP 可以形成直径约 100 nm 的纳米粒子。由于大多数肿瘤细胞过表达唾液酸，因此，通过聚合物上的苯硼酸与膜外糖蛋白上的唾液酸之间的识别和相互作用，使得 PFFP 锚定在肿瘤细胞上之后内吞进癌细胞。内吞后，由于细胞内环境的 ATP 水平明显高于细胞外基质，ATP 结合在苯硼酸上，由于从疏水性侧链向亲水性侧链的转变，促进了药物载体的解离。无 FPBA 修饰的聚芴 PFP 用作对照聚合物，用于说明 PFFP 在 PBA 作用下的靶向功能。同时研究了药物释放对 ATP 浓度的依赖性以确保整体策略有效。值得指出的是，PFFP 在 HepG2 移植瘤小鼠实验中也获得了相应的成功，实现实时监测总体药物释放的同时抑制肿瘤生长(图 8-11)。

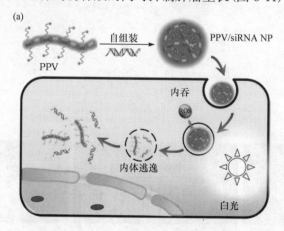

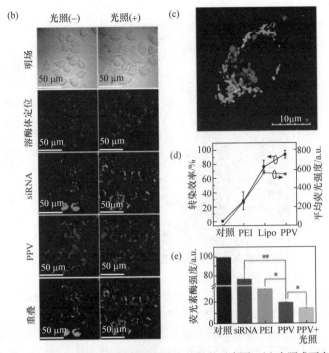

图 8-10 （a）用于白光增强的内体逃逸策略机制递送 siRNA 的示意图；（b）光照或不光照时 PPV/siRNA 复合物的激光扫描共聚焦显微镜图像；（c）孵育 24 h 后，PPV/siRNA 复合物与内涵体的共定位；（d）使用 Cy5 标记的 siRNA 通过荧光激活细胞分选法定量 PPV/siRNA 复合物的转染效率；（e）用 1 mg 抗 Luc siRNA PPV/siRNA 复合物处理 24 h 后 HeLa-Luc 细胞中的荧光素酶强度，*表示统计分析具有差异性[30]

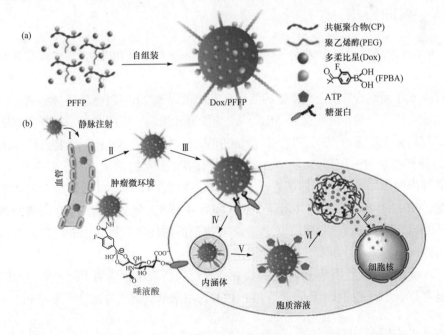

(c)

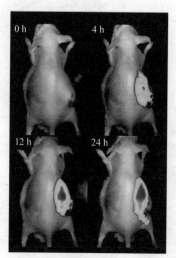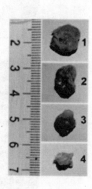

图 8-11　(a) Dox/PFFP 纳米粒子的主要组分：通过两亲共轭聚合物 PFFP 的自组装形成的
近红外荧光核部分和柔性亲水性 PEG 链作为壳部分，以及 FPBA 的 ATP 结合位点；(b) 通过
Dox/PFFP NP 对靶向癌症疗法的 Dox 进行 ATP 响应性递送至细胞核示意图；(c) 在静脉内注射
Dox/PFFP NP 后 4 h、12 h 和 24 h，携带 HepG2 肿瘤的小鼠的体内荧光图像(箭头表示肿瘤的部
位)以及在第 14 d 用不同样品处理后的 HepG2 肿瘤的代表性图像(1. 盐水，2. Dox，
3. Dox/PFP NP，4. Dox/PFFP NP)[31]

8.3　其他应用

　　Wang 课题组设计合成了一种新的反应性共轭聚合物 PPV NP，它含有聚对苯
撑乙烯的骨架和对硝基苯酚碳酸酯的侧链[32]。PPV NP 可以和 β-淀粉样蛋白(Aβ)
通过疏水作用结合，并且其侧链的活性酯基团可以和 Aβ 中赖氨酸侧链的氨基反应
形成稳定的共价键，进而抑制 Aβ 进一步的折叠和组装。反应中对硝基苯酚基团离
去引起的荧光增强可以用于监测反应的进程。此外，PPV NP 还可以将已经形成的
Aβ 纤维解组装，并且有效减弱由 Aβ 聚集引起的细胞毒性。为了进一步研究 PPV NP
在活体内的作用效果，他们还进行了阿尔茨海默病小鼠模型的活体脑片离体培养
实验，PPV NP 和小鼠脑片共培养一段时间后可以观察到脑组织中 Aβ 斑块明显减
少(图 8-12)。以上结果表明了 PPV NP 在抑制淀粉样蛋白组装中的潜力，为解决
淀粉样沉积相关的疾病提供了重要思路。

　　Wang 等[33]发展了基于 CPN 提高光合作用的新策略，选用了两种典型的结构
中包含芴单元的光捕获 CP 分别是 PFP、PFBT，用纳米沉淀的方法分别形成 PFP NP、

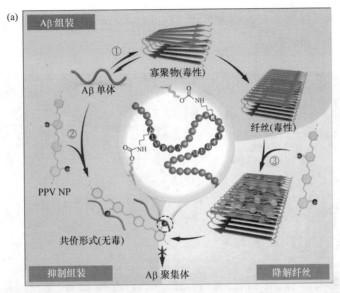

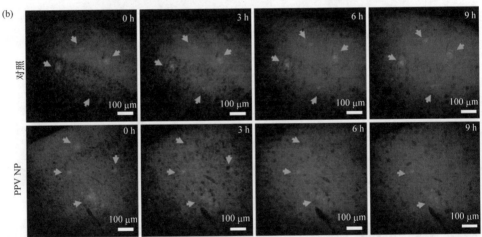

图 8-12 (a) 反应性共轭聚合物抑制 Aβ 蛋白的折叠与组装原理图；
(b) 小鼠脑组织中 Aβ 斑块明显减少[32]

PFBT NP (图 8-13)。光照下，叶绿体 (Chl) 中重要的蛋白质复合体光系统 Ⅱ (PS Ⅱ) 可以吸收光能，将水光解为氧气、质子和电子。经 CPN 修饰的叶绿体，其表面的 CPN 可以强烈吸收入射光，尤其是可以将紫外部分的光转化为叶绿体可利用的可见光，大大增强了叶绿体对光能的利用率。因此，修饰后的叶绿体利用 CPN 拓宽了光谱的吸收范围，相比于天然叶绿体可以吸收更多的光能用于水的光解，加快了光反应的速率，从而提高光合作用效率 [图 8-13 (b)]。该策略为提高叶绿体光能转换效率提供了简易、有效的方法和良好的纳米材料，同时拓展了聚合物在调控生物生命活动方面的新应用。

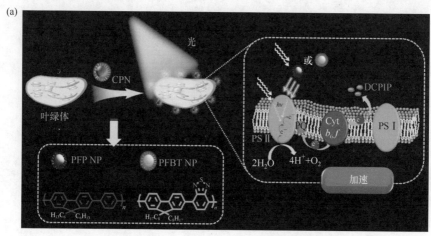

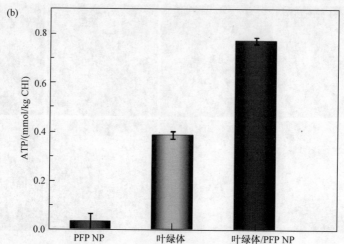

图 8-13　(a)利用 CPN 增强叶绿体光合作用示意图；(b)光照下，PFP NP、叶绿体、叶绿体/CPN 复合物产生 ATP 的情况[33]

　　Wang 等以水溶性共轭聚合物 PT 作为光敏剂(图 8-14)，将其引入催化分解水体系构建了可见光催化分解水产氢体系，并实现光解水产氢能力的可控调控[34]。体系内引入自组装多肽结构，利用多肽良好的导电性，加速光催化制氢体系内诸多电子转移过程，显著提高体系的产氢能力(图 8-14)[35]。

　　Li 等[36]利用模板法在电极表面电化学聚合了苯醌掺杂的负电性聚吡咯纳米线，然后在电极表面负载了 PSⅡ。一方面，纳米线可以作为电子高速传输"公路"

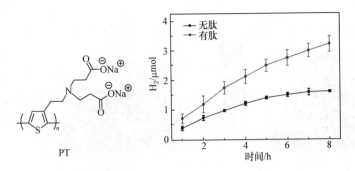

图 8-14　可见光催化分解水体系使用的水溶性聚合物结构及多肽引入体系后产氢能力对比[35]

将光解水产生的电子传递给电极。另一方面，苯醌作为氧化还原介质可以介导电子从 PS Ⅱ 流向电极。以该电极为工作电极构筑的三电极体系，光电流得到明显提高（图 8-15）。

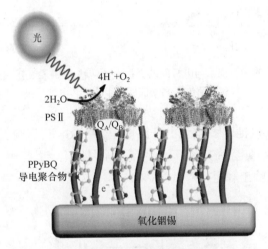

图 8-15　杂化生物阳极示意图[36]

Q_A/Q_B 表示质体醌 A 或质体醌 B

　　生物燃料电池的性能很大程度上取决于微生物与电极的电子转移效率。共轭聚合物优异的导电性能在提高界面电子转移速率方面具有很大的优势。Zhang 等在产电细胞希瓦氏菌表面原位聚合了聚吡咯[37]。结果表明，聚吡咯改善了细胞色素 c 与电极间的直接电子转移，且提高了细菌活性的长期稳定性。以聚吡咯包覆希瓦氏菌修饰的电极构筑微生物染料电池，最大电流密度提高了 4.8 倍，输出功率提高了 14 倍（图 8-16）。

　　Shim 等在金电极表面电化学聚合了两种共轭聚合物 polyTTCA 和 polyFeTSED，然后分别在表面共价修饰了葡萄糖氧化酶和辣根过氧化物酶（HRP）并作为阳极和

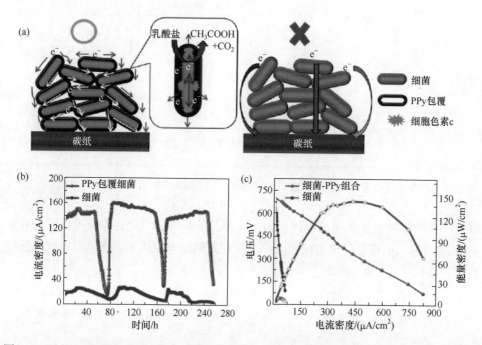

图 8-16 （a）PPy 包覆的希瓦氏菌与电极间的直接电子转移；（b）希瓦氏菌包覆 PPy 前后微生物燃料电池的电流密度；（c）希瓦氏菌包覆 PPy 前后微生物燃料电池的极化曲线和能量密度曲线[37]

阴极组成了酶燃料电池[38]。电池的开路电压为 366 mV，最大能量密度为 5.12 $\mu W/cm^2$。另外，燃料电池的寿命延长到了 4 个月以上。共轭聚合物的引入改善了酶燃料电池的能量输出和运行寿命（图 8-17）。

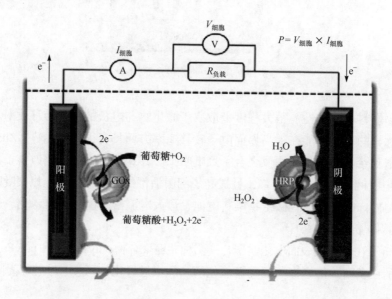

polyTTCA

polyFeTSED

图 8-17 酶生物燃料电池结构示意图[38]

最近，Wang 等利用共轭聚合物发展了一种提高类囊体光电响应的新策略。将阳离子共轭聚合物 PFP 和类囊体修饰到碳纸表面，制备了杂化生物电极[图 8-18(a)][39]。阳离子共轭聚合物 PFP 具有优异的紫外光吸收能力并且发射出蓝色荧光，与天线色素的吸收光谱重叠，因此 PFP 具有作为人工天线的潜能，可以通过 FRET 机制将吸收的光能转移给天线色素，提供了利用光能的新策略。PFP 侧链带有季铵盐基团，可以与细胞膜结构通过静电作用相互结合。同时，PFP 具有良好的水溶性，可以铺展在电极表面，改善光合有机体与电极表面的接触性能。将 PFP 引入类囊体修饰的碳纸电极表面，扩宽了类囊体的光能捕获范围，加速了光合作用光反应，同时改善了类囊体与碳纸间的表面接触，加速了电子转移。PFP 的引入使类囊体的光合放氧速率提高了 2 倍，类囊体电极的光电流密度提高了 4 倍[图 8-18(c)]。因此，将光电性能优异的共轭聚合物引入生物光伏体系改善其能量转换效率为太阳能的利用和可再生能源的开发提供了新的机遇。

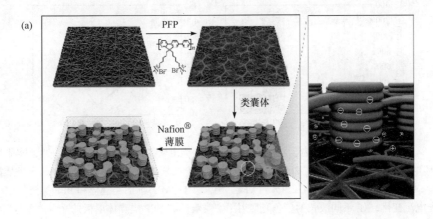

(a)

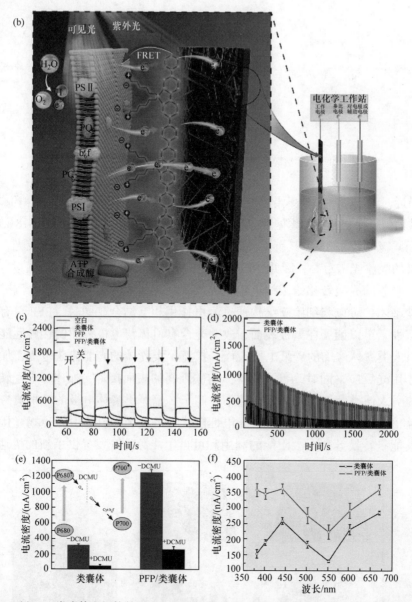

图 8-18　(a) PFP/类囊体电极构筑过程；(b) PFP 提高光电转换的原理；(c) PFP、类囊体和 PFP/类囊体电极的光电响应；(d) 在 2000 s 内类囊体和 PFP/类囊体电极的光电响应；(e) 电解质溶液中加入光合作用抑制剂 3-(3,4-二氯苯)-1,1-二甲基脲 (DCMU) 前后类囊体和 PFP/类囊体电极的光电流变化；(f) 不同波长的单色光照射下，类囊体和 PFP/类囊体电极的光电流变化[39]

参 考 文 献

[1] Nelson T L, O'Sullivan C, Greene N T, et al. J Am Chem Soc, 2006, 128: 5640-5641.

[2] Niu Q, Gao K, Wu W. Carbohydr Polym, 2014, 110: 47-52.

[3] Chan Y H, Jin Y, Wu C, et al. Chem Commun, 2011, 47: 2820-2822.

[4] Childress E S, Roberts C A, Sherwood D Y, et al. Anal Chem, 2012, 84: 1235-1239.

[5] Cingil H E, Storm I M, Yorulmaz Y, et al. J Am Chem Soc, 2015, 137: 9800-9803.

[6] Zeigler M B, Sun W, Rong Y, et al. J Am Chem Soc, 2013, 135: 11453-11456.

[7] Liu X, Shi L, Hua X, et al. ACS Appl Mater Interface, 2014, 6: 3406-3412.

[8] Chung C Y, Yam V W W. J Am Chem Soc, 2011, 133: 18775-18784.

[9] Rana S, Elci S G, Mout R, et al. J Am Chem Soc, 2016, 138: 4522-4529.

[10] Rubio-Magnieto J, Thomas A, Richeter S, et al. Chem Commun, 2013, 49: 5483-5485.

[11] Rubio-Magnieto J, Azene E G, Knoops J, et al. Soft Matter, 2015, 11: 6460-6471.

[12] Phillips R L, Kim I B, Tolbert L M, et al. J Am Chem Soc, 2008, 130: 6952-6954.

[13] Wang Y, Zhang Y, Liu B. Anal Chem, 2010, 82: 8604-8610.

[14] Wu Y X, Li J B, Liang L H, et al. Chem Commun, 2014, 50: 2040-2042.

[15] Wang Y, Li S, Feng L, et al. ACS Appl Mater Interface, 2015, 7: 24110-24118.

[16] Song J, Lv F, Yang G, et al. Chem Commun, 2012, 48: 7465-7746.

[17] Bai H, Chen H, Hu R, et al. ACS Appl Mater Interfaces, 2016, 8: 31550-31557.

[18] Bai H, Lu H, Fu X, et al. Biomacromolecules, 2018, 19: 2117-2122.

[19] Shuhendler A J, Pu K, Cui L, et al. Nat Biotechnol, 2014, 32: 373-380.

[20] Zhen X, Zhang C, Xie C, et al. ACS Nano, 2016, 10: 6400-6409.

[21] Silva A T, Nguyen A, Ye C M, et al. BMC Plant Biol, 2010, 10: 291-304.

[22] Moon J H, Mendez E, Kim Y, et al. Chem Commun, 2011, 47: 8370-8372.

[23] Feng X L, Tang Y L, Duan X R, et al. J Mater Chem, 2010, 20: 1312-1316.

[24] Feng X L, Lv F T, Liu L B, et al. Adv Mater, 2012, 24: 5428-5432.

[25] Feng X L, Lv F T, Liu L B, et al. ACS Appl Mater Interfaces, 2010, 2: 2429-2435.

[26] Feng X L, Yang G M, Liu L B, et al. Adv Mater, 2012, 24: 637-641.

[27] Xing C F, Liu L B, Shi Z Q, et al. Adv Funct Mater, 2010, 20: 2175-2180.

[28] Elmalem E, Biedermann F, Scherer M R J, et al. Chem Commun, 2014, 50: 8930-8933.

[29] Senthilkumar T, Zhou L, Lv F, et al. Angew Chem Int Ed, 2018, 57: 13114-13119.

[30] Li S, Yuan H, Chen H, et al. Chem Asian J, 2016, 19: 2686-2689.

[31] Qian C. Theranostics, 2016, 6: 1053-1064.

[32] Sun H, Liu J, Li S, et al. Angew Chem Int Ed, 2019, 131: 6049-6054.

[33] Wang Y, Li S, Lv F, et al. Angew Chem Int Ed, 2017, 56: 5308-5311.

[34] Lu H, Bai H, Lv F, et al. ACS Appl Mater Interfaces, 2017, 9: 10355-10359.

[35] Lu H, Zhou C, Zhou X, et al. Adv Electron Mater, 2017, 3: 1700161.

[36] Li G, Feng X, Fei J, et al. Adv Mater Interfaces, 2017, 4: 1600619.

[37] Song R, Wu Y, Lin Z, et al. Angew Chem Int Ed, 2017, 56: 10516-10520.

[38] Noh H, Won M, Hwang J, et al. Biosens Bioelectron, 2010, 25: 1735-1741.

[39] Zhou X, Zhou L, Zhang P, et al. Adv Electron Mater, 2019, 5: 1800789.

索 引